U0335249

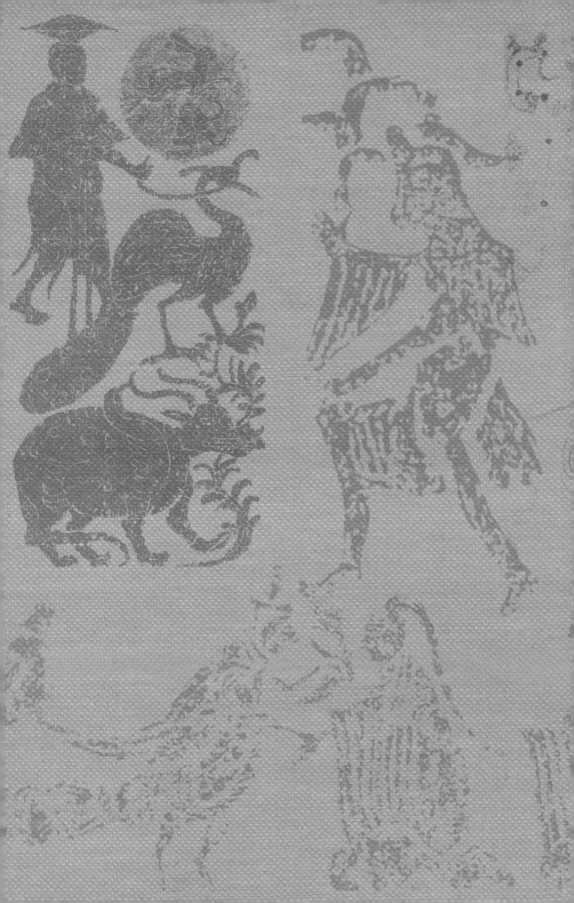

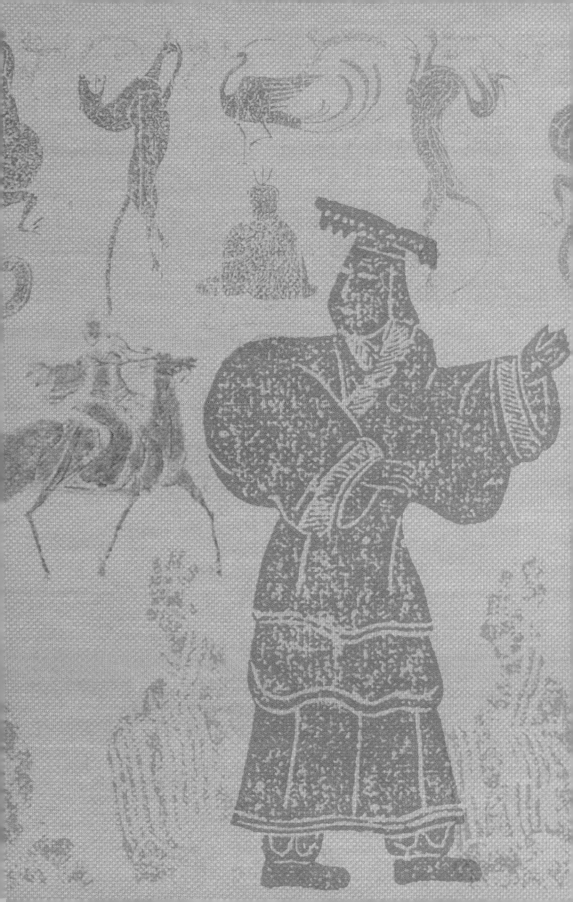

中国古医籍整理丛书

图注脉诀辨真

明·张世贤 撰

杨 萌 尹东奇 校注

中国中医药出版社

·北 京·

图书在版编目（CIP）数据

图注脉诀辨真/（明）张世贤撰；杨萌，尹东奇校注.
—北京：中国中医药出版社，2016. 12（2021.9重印）
（中国古医籍整理丛书）
ISBN 978 - 7 - 5132 - 3838 - 0

Ⅰ.①图… Ⅱ.①张… ②杨… ③尹… Ⅲ.①脉诀—
中国—明代 Ⅳ.①R241. 13

中国版本图书馆 CIP 数据核字（2016）第 290761 号

中国中医药出版社出版
北京经济技术开发区科创十三街31号院二区8号楼
邮政编码 100176
传真 010 64405721
廊坊市祥丰印刷有限公司印刷
各地新华书店经销

＊

开本 710×1000 1/16 印张11 字数58 千字
2016 年 12 月第 1 版 2021 年 9 月第 2 次印刷
书 号 ISBN 978 - 7 - 5132 - 3838 - 0

＊

定价 35. 00 元
网址 www.cptcm.com

国家中医药管理局
中医药古籍保护与利用能力建设项目
组织工作委员会

主　任　委　员　王国强

副　主　任　委　员　王志勇　李大宁

执　行　主　任　委　员　曹洪欣　苏钢强　王国辰　欧阳兵

执行副主任委员　李　昱　武　东　李秀明　张成博

委　　　　员

各省市项目组分管领导和主要专家

（山东省）武继彪　欧阳兵　张成博　贾青顺

（江苏省）吴勉华　周仲瑛　段金廒　胡　烈

（上海市）张怀琼　季　光　严世芸　段逸山

（福建省）阮诗玮　陈立典　李灿东　纪立金

（浙江省）徐伟伟　范永升　柴可群　盛增秀

（陕西省）黄立勋　呼　燕　魏少阳　苏荣彪

（河南省）夏祖昌　刘文第　韩新峰　许敬生

（辽宁省）杨关林　康廷国　石　岩　李德新

（四川省）杨殿兴　梁繁荣　余曙光　张　毅

各项目组负责人

王振国（山东省）　　王旭东（江苏省）　　张如青（上海市）

李灿东（福建省）　　陈勇毅（浙江省）　　焦振廉（陕西省）

蔡永敏（河南省）　　鞠宝兆（辽宁省）　　和中浚（四川省）

项目专家组

顾　问　马继兴　张灿玾　李经纬

组　长　余瀛鳌

成　员　李致忠　钱超尘　段逸山　严世芸　鲁兆麟
　　　　郑金生　林端宜　欧阳兵　高文柱　柳长华
　　　　王振国　王旭东　崔　蒙　严季澜　黄龙祥
　　　　陈勇毅　张志清

项目办公室（组织工作委员会办公室）

主　任　王振国　王思成

副主任　王振宇　刘群峰　陈榕虎　杨振宁　朱毓梅
　　　　刘更生　华中健

成　员　陈丽娜　邱　岳　王　庆　王　鹏　王春燕
　　　　郭瑞华　宋咏梅　周　扬　范　磊　张永泰
　　　　罗海鹰　王　爽　王　捷　贺晓路　熊智波

秘　书　张丰聪

前　言

　　中医药古籍是传承中华优秀文化的重要载体，也是中医学传承数千年的知识宝库，凝聚着中华民族特有的精神价值、思维方法、生命理论和医疗经验，不仅对于传承中医学术具有重要的历史价值，更是现代中医药科技创新和学术进步的源头和根基。保护和利用好中医药古籍，是弘扬中国优秀传统文化、传承中医学术的必由之路，事关中医药事业发展全局。

　　1949 年以来，在政府的大力支持和推动下，开展了系统的中医药古籍整理研究。1958 年，国务院科学规划委员会古籍整理出版规划小组在北京成立，负责指导全国的古籍整理出版工作。1982 年，国务院古籍整理出版规划小组召开全国古籍整理出版规划会议，制定了《古籍整理出版规划（1982—1990）》，卫生部先后下达了两批 200 余种中医古籍整理任务，掀起了中医古籍整理研究的新高潮，对中医文化与学术的弘扬、传承和发展，发挥了极其重要的作用，产生了不可估量的深远影响。

　　2007 年《国务院办公厅关于进一步加强古籍保护工作的意见》明确提出进一步加强古籍整理、出版和研究利用，以及

"保护为主、抢救第一、合理利用、加强管理"的方针。2009年《国务院关于扶持和促进中医药事业发展的若干意见》指出，要"开展中医药古籍普查登记，建立综合信息数据库和珍贵古籍名录，加强整理、出版、研究和利用"。《中医药创新发展规划纲要（2006—2020）》强调继承与创新并重，推动中医药传承与创新发展。

2003～2010年，国家财政多次立项支持中国中医科学院开展针对性中医药古籍抢救保护工作，在中国中医科学院图书馆设立全国唯一的行业古籍保护中心，影印抢救濒危珍本、孤本中医古籍1640余种；整理发布《中国中医古籍总目》；遴选351种孤本收入《中医古籍孤本大全》影印出版；开展了海外中医古籍目录调研和孤本回归工作，收集了11个国家和2个地区137个图书馆的240余种书目，基本摸清流失海外的中医古籍现状，确定国内失传的中医药古籍共有220种，复制出版海外所藏中医药古籍133种。2010年，国家财政部、国家中医药管理局设立"中医药古籍保护与利用能力建设项目"，资助整理400余种中医药古籍，并着眼于加强中医药古籍保护和研究机构建设，培养中医古籍整理研究的后备人才，全面提高中医药古籍保护与利用能力。

在此，国家中医药管理局成立了中医药古籍保护和利用专家组和项目办公室，专家组负责项目指导、咨询、质量把关，项目办公室负责实施过程的统筹协调。专家组成员对古籍整理研究具有丰富的经验，有的专家从事古籍整理研究长达70余年，深知中医药古籍整理研究的重要性、艰巨性与复杂性，履行职责认真务实。专家组从书目确定、版本选择、点校、注释等各方面，为项目实施提供了强有力的专业指导。老一辈专家的学术水平和智慧，是项目成功的重要保证。项目承担单位山东中医药大学、南京中医药大学、上海中医药大学、福建中医药大学、浙江省中医药研究院、陕西省中医药研究院、河南省中医药研究院、辽宁中医药大学、成都中医药大学及所在省市中医药管理部门精心组织，充分发挥区域间互补协作的优势，并得到承担项目出版工作的中国中医药出版社大力配合，全面推进中医药古籍保护与利用网络体系的构建和人才队伍建设，使一批有志于中医学术传承与古籍整理工作的人才凝聚在一起，研究队伍日益壮大，研究水平不断提高。

本着"抢救、保护、发掘、利用"的理念，该项目重点选择近60年未曾出版的重要古医籍，综合考虑所选古籍的保护价值、学术价值和实用价值。400余种中医药古籍涵盖了医经、基础理论、诊法、伤寒金匮、温病、本草、方书、内科、外科、女科、儿科、伤科、眼科、咽喉口齿、针灸推拿、养生、医案医话医论、医史、临证综合等门类，跨越唐、宋、金元、明以迄清末。全部古籍均按照项目办公室组织完成的行业标准《中医古籍整理规范》及《中医药古籍整理细则》进行整理校注，绝大多数中医药古籍是第一次校注出版，一批孤本、稿本、抄本更是首次整理面世。对一些重要学术问题的研究成果，则集中收录于各书的"校注说明"或"校注后记"中。

"既出书又出人"是本项目追求的目标。近年来，中医药古籍整理工作形势严峻，老一辈逐渐退出，新一代普遍存在整理研究古籍的经验不足、专业思想不坚定等问题，使中医古籍整理面临人才流失严重、青黄不接的局面。通过本项目实施，搭建平台，完善机制，培养队伍，提升能力，经过近5年的建设，锻炼了一批优秀人才，老中青三代齐聚一堂，有效地稳定了研究队伍，为中医药古籍整理工作的开展和中医文化与学术的传承提供必备的知识和人才储备。

本项目的实施与《中国古医籍整理丛书》的出版，对于加强中医药古籍文献研究队伍建设、建立古籍研究平台，提高古籍整理水平均具有积极的推动作用，对弘扬我国优秀传统文化，推进中医药继承创新，进一步发挥中医药服务民众的养生保健与防病治病作用将产生深远影响。

第九届、第十届全国人大常委会副委员长许嘉璐先生，国家卫生计生委副主任、国家中医药管理局局长、中华中医药学会会长王国强先生，我国著名医史文献专家、中国中医科学院马继兴先生在百忙之中为丛书作序，我们深表敬意和感谢。

由于参与校注整理工作的人员较多，水平不一，诸多方面尚未臻完善，希望专家、读者不吝赐教。

国家中医药管理局中医药古籍保护与利用能力建设项目办公室
二〇一四年十二月

许 序

"中医"之名立，迄今不逾百年，所以冠以"中"字者，以别于"洋"与"西"也。慎思之，明辨之，斯名之出，无奈耳，或亦时人不甘泯没而特标其犹在之举也。

前此，祖传医术（今世方称为"学"）绵延数千载，救民无数；华夏屡遭时疫，皆仰之以度困厄。中华民族之未如印第安遭染殖民者所携疾病而族灭者，中医之功也。

医兴则国兴，国强则医强。百年运衰，岂但国土肢解，五千年文明亦不得全，非遭泯灭，即蒙冤扭曲。西方医学以其捷便速效，始则为传教之利器，继则以"科学"之冕畅行于中华。中医虽为内外所夹击，斥之为蒙昧，为伪医，然四亿同胞衣食不保，得获西医之益者甚寡，中医犹为人民之所赖。虽然，中国医学日益陵替，乃不可免，势使之然也。呜呼！覆巢之下安有完卵？

嗣后，国家新生，中医旋即得以重振，与西医并举，探寻结合之路。今也，中华诸多文化，自民俗、礼仪、工艺、戏曲、历史、文学，以至伦理、信仰，皆渐复起，中国医学之兴乃属必然。

迄今中医犹为国家医疗系统之辅，城市尤甚。何哉？盖一则西医赖声、光、电技术而于20世纪发展极速，中医则难见其进。二则国人惊羡西医之"立竿见影"，遂以为其事事胜于中医。然西医已自觉将入绝境：其若干医法正负效应相若，甚或负远逾于正；研究医理者，渐知人乃一整体，心、身非如中世纪所认定为二对立物，且人体亦非宇宙之中心，仅为其一小单位，与宇宙万象万物息息相关。认识至此，其已向中国医学之理念"靠拢"矣，虽彼未必知中国医学何如也。唯其不知中国医理何如，纯由其实践而有所悟，益以证中国之认识人体不为伪，亦不为玄虚。然国人知此趋向者，几人？

国医欲再现宋明清高峰，成国中主流医学，则一须继承，一须创新。继承则必深研原典，激清汰浊，复吸纳西医及我藏、蒙、维、回、苗、彝诸民族医术之精华；创新之道，在于今之科技，既用其器，亦参照其道，反思己之医理，审问之，笃行之，深化之，普及之，于普及中认知人体及环境古今之异，以建成当代国医理论。欲达于斯境，或需百年欤？予恐西医既已醒悟，若加力吸收中医精粹，促中医西医深度结合，形成21世纪之新医学，届时"制高点"将在何方？国人于此转折之机，能不忧虑而奋力乎？

予所谓深研之原典，非指一二习见之书、千古权威之作；就医界整体言之，所传所承自应为医籍之全部。盖后世名医所著，乃其秉诸前人所述，总结终生行医用药经验所得，自当已成今世、后世之要籍。

盛世修典，信然。盖典籍得修，方可言传言承。虽前此50余载已启医籍整理、出版之役，惜旋即中辍。阅20载再兴整理、出版之潮，世所罕见之要籍千余部陆续问世，洋洋大观。

今复有"中医药古籍保护与利用能力建设"之工程，集九省市专家，历经五载，董理出版自唐迄清医籍，都400余种，凡中医之基础医理、伤寒、温病及各科诊治、医案医话、推拿本草，俱涵盖之。

噫！璐既知此，能不胜其悦乎？汇集刻印医籍，自古有之，然孰与今世之盛且精也！自今而后，中国医家及患者，得览斯典，当于前人益敬而畏之矣。中华民族之屡经灾难而益蕃，乃至未来之永续，端赖之也，自今以往岂可不后出转精乎？典籍既蜂出矣，余则有望于来者。

谨序。

第九届、十届全国人大常委会副委员长

许嘉璐

二〇一四年冬

王　序

　　中医学是中华民族在长期生产生活实践中，在与疾病作斗争中逐步形成并不断丰富发展的医学科学，是中国古代科学的瑰宝，为中华民族的繁衍昌盛作出了巨大贡献，对世界文明进步产生了积极影响。时至今日，中医学作为我国医学的特色和重要医药卫生资源，与西医学相互补充、相互促进、协调发展，共同担负着维护和促进人民健康的任务，已成为我国医药卫生事业的重要特征和显著优势。

　　中医药古籍在存世的中华古籍中占有相当重要的比重，不仅是中医学术传承数千年最为重要的知识载体，也是中医为中华民族繁衍昌盛发挥重要作用的历史见证。中医药典籍不仅承载着中医的学术经验，而且蕴含着中华民族优秀的思想文化，凝聚着中华民族的聪明智慧，是祖先留给我们的宝贵物质财富和精神财富。加强对中医药古籍的保护与利用，既是中医学发展的需要，也是传承中华文化的迫切要求，更是历史赋予我们的责任。

　　2010 年，国家中医药管理局启动了中医药古籍保护与利用能力建设项目。这既是传承中医药的重要工程，也是弘扬优秀民族文化的重要举措，不仅能够全面推进中医药的有效继承和创新发展，为维护人民健康作出贡献，也能够彰显中华民族的璀璨文化，为实现中华民族伟大复兴的中国梦作出贡献。

相信这项工作一定能造福当今，嘉惠后世，福泽绵长。

国家卫生和计划生育委员会副主任

国家中医药管理局局长

中华中医药学会会长

王国强

二〇一四年十二月

马 序

新中国成立以来，党和国家高度重视中医药事业发展，重视古籍的保护、整理和研究工作。自 1958 年始，国务院先后成立了三届古籍整理出版规划小组，分别由齐燕铭、李一氓、匡亚明担任组长，主持制定了《整理和出版古籍十年规划（1962—1972）》《古籍整理出版规划（1982—1990）》《中国古籍整理出版十年规划和"八五"计划（1991—2000）》等，而第三次规划中医药古籍整理即纳入其中。1982 年 9 月，卫生部下发《1982—1990 年中医古籍整理出版规划》，1983 年 1 月，中医古籍整理出版办公室正式成立，保证了中医古籍整理出版规划的实施。2002 年 2 月，《国家古籍整理出版"十五"（2001—2005）重点规划》经新闻出版署和全国古籍整理出版规划领导小组批准，颁布实施。其后，又陆续制定了国家古籍整理出版"十一五"和"十二五"重点规划。国家财政多次立项支持中国中医科学院开展针对性中医药古籍抢救保护工作，文化部在中国中医科学院图书馆专门设立全国唯一的行业古籍保护中心，国家先后投入中医药古籍保护专项经费超过 3000 万元，影印抢救濒危珍、善、孤本中医古籍1640余种，开展了海外中医古籍目录调研和孤本回归工作。2010年，国家财政部、国家中医药管理局安排国家公共卫生专项资金，设立了"中医药古籍保护与利用能力建设项目"，这是继1982～1986年第一批、第二批重要中医药古籍整理之后的又一次大规模古籍整理工程，重点整理新中国成立后未曾出版的重要古籍，目标是形成并普及规范的通行本、传世本。

为保证项目的顺利实施，项目组特别成立了专家组，承担咨询和技术指导，以及古籍出版之前的审定工作。专家组中的许多成员虽逾古稀之年，但老骥伏枥，孜孜不倦，不仅对项目进行宏观指导和质量把关，更重要的是通过古籍整理，以老带新，言传身教，培养一批中医药古籍整理研究的后备人才，促进了中医药古籍保护和研究机构建设，全面提升了我国中医药古籍保护与利用能力。

作为项目组顾问之一，我深感中医药古籍保护、抢救与整理工作的重要性和紧迫性，也深知传承中医药古籍整理经验任重而道远。令人欣慰的是，在项目实施过程中，我看到了老中青三代的紧密衔接，看到了大家的坚持和努力，看到了年轻一代的成长。相信中医药古籍整理工作的将来会越来越好，中医药学的发展会越来越好。

欣喜之余，以是为序。

中国中医科学院研究员

马继兴

二〇一四年十二月

校注说明

《图注脉诀辨真》，明代医家张世贤撰。张世贤，字天成，号静庵，宁波人，生卒年代不详，其祖父与父均业医。世贤少年起即学习医学，精于针灸，正德间以医术鸣世，著有《图注脉诀辨真》4卷，《图注八十一难经辨真》4卷，二书常合序刊行，称为《图注难经脉诀》。康熙年间，沈薇垣又予删注，名为《删注脉诀规正》，已失原著其貌。

据《全国中医图书联合目录》，本书共有23种单行本、63种合刊本，绝大多数为清代版本。单行本明代版本只有明正德五年庚午（1510）刻本、明嘉靖乙未（1535）冯裔刻本、明吴门沈氏碧梧亭刻本、明刻本；合刊本明代版本为明万历三十四年丙午（1606）陈耀武存德堂刻本和明刻本。经实地考察比较，明嘉靖乙未冯裔刻本为较早期的版本，字迹清晰、端正，故选为底本。主校本则选用明刻本，参校本选用《医学大成》曹炳章校本、清善成堂本、清扫叶山房本。由于该书主体内容为注释《王叔和脉诀》，故而他校本选用明隆庆本《王叔和脉诀》及元天历三年（1330）广勤堂本《脉经》。

此次校点具体方法及原则如下：

1. 繁体竖排改为简体横排，原底本中的双行小字注文，今统一改为单行，字号较正文小一号。"脉诀附方"中表示方位的"右"字统一改为"上"字。

2. 底本与校本不一，改动或存异处均出校记说明。

3. 凡底本中的异体字、俗写字、古体字统一以规范字律齐，不出校记。底本中字形相近属一般笔画之误，如日、曰混淆，已、巳不分者，径改，不出校记。

4. 通假字生僻者于首见时出注。

5. 凡属疑难字、生僻字、异读字，以及一些名词术语，酌情加以注音（汉语拼音加直音）、注释。

6. 底本卷一之前有"总法"，包含"诸穴法图""诸穴所在"，但未入目录。本次整理依正文内容补入目录。

7. 附图中原有文字，一律以简体字重新标注，原图字序从右向左横排者一律改为从左向右排列，旋转排列在单元格内的文字从右向左排列者改为从左向右，上下纵排保持原序不变。

8. 底本每卷卷首有"西晋王叔和撰""四明张世贤注"等字，今一律删除。

难经脉诀合序

　　《难经》《脉诀》二书，古之秦越人、王叔和二先生遵《黄帝素问》而作者也，洞悉至理，诚为医家之《语》《孟》。迨四明张静斋又取二书而图注之，是为《图注难经脉诀》，益珍重焉。后之业医者，读其书即可以按图索理，会注穷玄而不病于庸矣。予家藏兹集已久，每暇辄出朗诵，若不忍释。知其大有俾于斯世之医者，故弗敢私也，而付诸梓。

养松道人冯鬵识

图注脉诀序

四明张君世贤，字天成者，《图注难经》予既为作序矣。吕公并取《图注脉诀》梓而行之，复索予言，且曰：西晋王叔和推本《素》《难》之意作为《脉诀》，大凡男妇小儿，五脏六腑，死生吉凶之法咸备，其辞有简有繁，有浅有深，简而浅者易知，繁而深者难识，于是历代医家多为注解，纷纷异论，喙喙殊谈，非无一节之可嘉，毕竟全篇之难晓且不泛则略，刚适厥中，执己见而疑。初学，未有若此书未精者。天成之学得自家传，尤邃针灸秘法，盖其讲论之多，考索之详，覃思之精①，试验之熟，质正之勤，故能折衷群言，一归于正。至于七表八里分别阴阳、五行、主客、标本，使人一览即知其源，古方之合于脉者一一附录于后，仍每节注末各立一图以发未尽之意，可谓有功古人、有裨后学者矣。兹与《难经》并传庶几可及于远也。予阅其所著之书，闻其所诊之脉，征其所用之药，即其所针之病，见其所得效之神，且异殆若庖丁②之解牛，王良③之御车，养由基④之射的，百无一失，此其非徒言者。吕公盖欲

---

① 精：原作"人"，据扫叶山房本改。
② 庖丁：古代厨师，善于解牛。"庖丁解牛"比喻掌握了解事物的客观规律，做事得心应手，运用自如。典出《庄子·养生主》。
③ 王良：春秋时期晋国人，善于驾驭车马。《荀子·王霸》："王良，造父者，善服驭者也。"
④ 养由基：春秋时楚国将领，中国古代著名神射手。《战国策·西周策》："楚有养由基者，善射，去柳叶百步而射之，百发百中。"

使业医者家喻而人知之，其心公，其利溥矣。遂次第其言，以附《脉诀》之首，庶后之览者，尚亦知所自哉。

维扬徐昂识

目 录

脉诀附方

总法

诸穴法图

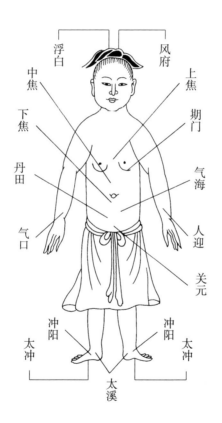

浮白　风府

中焦　上焦

下焦　期门

丹田　气海

气口　人迎　关元

冲阳　冲阳

太冲　太冲

太溪

诸穴所在

浮白　二穴在耳后，入发际一寸。

浮脉歌云：脑后三针痛即移，即此也。

三焦 上焦寄于胃上口，在心下下膈。中焦寄于胃中脘，下焦寄于胃下口，在脐下一寸。

详见诊脉入式歌。

期门 二穴，妇人屈乳头向下尽处骨间。丈夫及乳小者，以一指为率。肥人乳下二寸，瘦人一寸五分，得穴。

气海 穴在脐下一寸半。

气海者，男子生气之海也。

丹田 穴在脐下三寸。

《难经疏》，丹田在脐下三寸，即关元也。

关元 穴在脐下三寸。

小肠募足少阴任脉之会及阴阳之门户，人身之根本，精神之藏聚也。

人迎 左手关前一分是也。

肝胆之位，脉紧盛，伤于寒。人迎、气口，属太阴肺之经，而黄帝乃云：人迎亦胃脉是也，左手关前一分者。人迎之位，夹喉咙两旁者，人迎之穴。人迎之位，属手太阴肺之经，人迎之穴，属足阳明胃之经，故《素问》云：人迎亦胃脉也。

气口 右手关前一分是也。

脾胃之位，脉紧盛，伤于食。

黄帝曰：气口何以独为五脏之主？岐伯曰：胃者，水谷之海，六腑之大原也。五味入口，藏于胃以养五气。气口，太阴也，兼属脾，是以五脏六腑之气味，皆出于胃，变见于气口也。人迎、气口在颈，法象天地要会，始终之门户也。

太冲 穴在两足大指，本节后二寸，陷中动脉者是也。

一云寸半，足厥阴之所注，凡诊此脉，可决男子之死生，故号生死之门。

太溪　穴在足内踝后跟骨上，动脉陷中者是也。

少阴肾之经，男左女右，皆以肾为命门，主生死之要会。病人有病脉者即活，无者即死，故谓之命门也。

冲阳　一名会源在足跗上五寸骨间，动脉上去陷谷三寸是也。

阳明胃之经，人受气于谷，谷入于胃，乃传五脏六腑，脏腑皆受气于胃。其清者为荣，荣者，血也；浊者为卫，卫者，气也。荣行脉中，卫行脉外，阴阳相贯，如环无端。胃为水谷之海，主禀四时者，皆以胃气为本，是谓四时之变病，生死之要会。凡病必诊冲阳二脉，以察其胃气之有无，以定死生。

风府　一名舌本在项后发际上一寸。

大筋肉宛宛中伤寒病，皆因风府起发。

卷之一

脉　赋

欲测疾兮生死，须详脉兮有灵。

脉理通乎神明，可推测疾病之死生。

左辨心肝之理，右察脾肺之情。

左手寸部心脉，关部肝脉，右手寸部肺脉，关部脾脉。

此为寸关所主。

以上四脏脉，主于两手寸口关中。

肾即两尺分并。

肾有两枚，分居两手尺部，左为肾，右为命门。

三部五脏易识，七诊九候难明。

三部，寸关尺也。五脏，心肝脾肺肾也。七诊九候之法，兹详载于图局。

昼夜循环，荣卫须有定数。

血为荣，气为卫，荣行脉中，卫行脉外，循环无端，一日一夜，周于身五十度，故为定数。详见后《难经》。

男女、长幼、大小，各有殊形。

男脉寸强尺弱，女脉寸微尺盛，老人脉濡而缓，幼人脉数而急，肥壮者细实，羸瘦者长大，是各有异形，皆得其正候，故为之平脉，反此者为病脉也。

复有节气不同，须知春夏秋冬。

五日为候，三候为气，三气为一节，一岁三百六十日，共有七十二候，二十四气。八节之令，与夫春夏秋冬四时之更端，各有所生之不同也。

建寅卯月兮木旺，肝脉弦长以相从。

正月建寅，二月建卯，足少阳胆经木旺之时，与足厥阴肝木相为表里。木当春发生，其脉来弦而长。

当其巳午，心火而洪。

四月巳，五月午，手太阳小肠脉与手少阴君火心脉相为表里，火性上炎，其脉来当洪大。

脾属四季，迟缓为宗。

脾属足太阴土之经，与足阳明胃经相为表里。土性厚重，寄旺于四季。当辰戌丑未之月，脉来和缓。

申酉是金为肺，微浮短涩宜逢涩音色。

七月申，八月酉，手太阴肺经之旺，与手阳明大肠相为表里。金性轻浮，故脉来短涩而微浮。

月临亥子，是乃肾家之旺，得其沉细，各为平脉之容。

十月亥，十一月子，足少阴肾水之旺，与足太阳膀胱经相为表里，水性下流，脉来沉细而滑。

既平脉之不衰。

大抵五脏之脉，四时随经所旺而不衰，故各得其平也。

反见鬼兮命危。

若心见沉细，肝见短涩，肾见迟缓，肺见洪大，脾见弦长，皆谓鬼贼之相克，故为死候也。

子扶母兮瘥速。

若心见缓、肝见洪、肺见沉之类，此子扶于母，是相生之道，虽病易瘥也。

母抑子兮退迟。

肾病传肝，肝病传心之类，此母来抑子，病虽不死，然稽延难愈也。刘氏曰：即肾得短涩，肝得沉滑，心得弦长，为之虚邪者是也。

得妻不同一治，生死仍须各推。

我克者为妻，假如心得肺脉，谓夫得妻脉也。然妻来乘夫，虽不为正克，生死各有推断，解见下文。

假令春得肺脉为鬼，得心脉乃是肝儿，肾为其母，脾则为妻。

五行木火土金水，相生也。木土水火金，相克也。假如春属木，见肺金脉，为克我之鬼也。见心火脉，是我生之子也。见肾水脉，是我生之母也。见脾土脉，为我乘之妻也。

春得脾而莫疗，冬见心而不治，夏得肺而难瘥，秋得肝亦何疑。

诀云：春中若得四季脉，不治多应病自除，是为微邪也，故病不治自愈。此言春得脾而莫疗，反以微邪为可畏，何耶？盖春中独见脾脉，土乘木衰。土乘则生金来克木故也。假如春中肝脏之脉弦而缓，弦是本脉尚存，虽脾土或乘之，此则为微邪，不足虑也。若本脉全无，而独见脾缓之脉，此为害也。上文所谓得妻不同一治，正此谓与，夏、秋、冬皆以此类推。若本经脉全无，便不可以微邪论，故皆言不可治也。

此乃论四时休旺之理，明五行生克之义。

此结上文之义。

举一隅而为例，则三隅而可知。

一理既明，诸义皆通。

按平弦而若紧，欲识涩而似微，浮芤其状相反，沉伏殊途同归，洪与实而形同仿佛，濡与弱而性带依稀。

各脉形状，详见于后。然弦与紧、涩与微、洪与实、浮与芤，是皆颇相似，但主病名不同耳。沉与伏，形症虽异，主病颇同；濡与弱脉，其性形依稀，主病颇相似也。

先辨此情，后论其理，更复通于药性，然后可以为医。

论五行生克之情，察六脉实虚之理，又能精通药性，则补泻之法无差，然后方可为医也。

既已明其三部，须知疾之所有。寸脉急而头疼，弦为心下之咎，紧是肚痛之癥，缓即皮顽之候。微微冷入胸中，数数热居胃口。滑主壅多，涩而气少。胸连胁满，只为洪而莫非膈引背疼，缘是沉而不谬。

癥，癖气之积也。皮顽，麻痹也。壅，膈间满塞也。膈，胸臆满闷也。谬，误也。此一节，论寸口诸脉之所主病。

更过关中，浮缓不餐。紧牢气满，喘急难痊。弱以数兮胃热，弦以滑兮胃寒。微即心下胀满，沉兮膈上吞酸。涩即宜为虚视，沉乃须作实看。下重缘濡，女萎散疗之在急。水攻因伏，牵牛汤泻则令安。

弱为虚阳，数为实阴，二脉兼形于关上，主胃口、心膈烦热。弦与滑，虽属七表之阳脉，关中见之，主胃经寒怯而厥逆也。关濡主腰脚下焦虚重，关伏主脾元蕴结，为癥聚以成水气。此一节，论关中诸脉之所主病。

尔乃尺中脉滑，定知女经不调。男子遇此之候，必主小腹难消。伏脉谷兮不化，微即肚痛无憀。弱缘胃热上壅，迟是寒于下焦。胃冷呕逆涩候，腹胀阴疝弦牢。紧则痛居其腹，沉乃疾在其腰。濡、数、浮、芤皆主小便赤涩，细详如此之候，何处能逃？

憀，赖也。疝，小便之疾也。此一节，论尺脉之所主病。

若问女子何因，尺中不绝，胎脉方真。

不绝，谓脉滑也。肾居尺中，女子系胞之所，滑脉主血盛，乃女子有孕之候。

太阴洪而女孕，太阳大而男娠。

太阴指右手，太阳指左手。谓手与足之太阴皆在右手，手与足之太阳皆在左手也。

或遇俱洪而当双产。此法推之，其验若神。

或两手俱洪，阴阳俱盛，是一男一女双生之候。

月数断之，各依其部，假令中冲若动，此乃将及九旬。

《灵枢》经曰：中冲应足阳明胃，少冲应手太阳小肠，太冲应手阳明大肠。故知中冲主三四月，少冲主五六月，太冲主七八月。今则中冲、足阳明胃脉、连胞络之脉，滑疾而来，是知受孕三个月也。余仿此。

患者要知欲死，须详脉之动止。弹石劈劈而又急，解索散散而无聚，雀啄顿来而又住，屋漏将绝而复起。

劈劈，逼迫之貌。弹石之脉，若坚硬之物击于石。劈劈然殊无息数，此肝元已绝，胃气空虚故也。解索之脉，尤索之解散，在筋肉上数动，散乱而不能复聚。缘精枯血竭，心肾俱绝也。雀啄之状，来而急数频绝而止，良久准前复来，如雀之啄食，谓来三而去一也。屋漏之状，如屋之漏滴，不相连续，或来或去，滴于地而四畔溅起之貌，皆缘脾元已败，胃气乏绝，谷气俱尽，故见此两脉也。

虾游苒苒而进退难寻，鱼跃澄澄而迟疑掉尾。

虾游之脉，若虾之游于水面。苒苒然不动，瞥①然惊撞而去，杳然不见。须臾指下又复准前。鱼跃，又曰鱼翔。如鱼游水面，头不动而尾缓摇，倏然沉没也。皆缘元气已绝，荣卫两亡，五脏俱败，不日而死矣。

嗟夫，遇此之候，定不能起，纵有丸丹，天命而已。

此结上文死脉有六般，喻其不可治也。

复有困重沉沉，声音劣劣，寸关虽无，尺尤不绝。往来息均，踝中不歇。如此之流，何忧殒灭。

沉沉，神昏也。劣劣，气少也。无，谓无脉也。不绝，谓尤有脉也。息均，息数调匀也。踝中不歇，谓太溪之脉，动而不止也。流，类也。殒，殁也。

经文具载，树无叶而有根，人困如斯，垂死乃当更治。

其文详十四难经，谓人之有尺，如树之有根也。

诊脉入式歌

左心、小肠、肝、胆、肾。

---

① 瞥（piē）：突然，倏忽。

左者，左手也，此言左手寸关尺之三部也。左寸，心与小肠动脉所出。左关，肝与胆动脉所出。左尺，肾与膀胱动脉所出。歌句不言膀胱，盖由字多，包括不尽。此三部，寸属火而主温，温主发热。关属木而主风，风主战栗。尺属水而主寒，寒主恶寒。温风寒在表，是上有水也，治可汗之。每部一脏一腑，腑脉则浮，脏脉则沉，其取按之法，当依《难经》菽数。假令心部，按六菽之重而得者，心脉也。浮于六菽者，小肠脉也。本部浮沉适中悉之。一息五至，此为平脉，不必更深求分别。脏腑之脉，余部仿此。洁古曰：假令病人发热、无汗、恶寒、脉浮紧，乃寒伤荣，可用麻黄汤主之。如战栗、恶风、有汗、脉浮缓，乃风伤卫，可用桂枝汤。如往来寒热，是尺寸脉交，以小柴胡汤两和之。如发热战栗，葛根解肌汤主之。如战栗、脉浮弦，小青龙汤主之。如战栗、恶寒、脉沉弦，大青龙汤主之。如恶寒、脉沉迟，麻黄附子细辛汤。以上皆解表之法也。

右肺、大肠、脾、胃、命。

右者，右手也，此言右手寸关尺之三部也。右寸，肺与大肠动脉所出。右关，脾与胃动脉所出。右尺，命门三焦动脉所出。歌句不云三焦，亦因包括不尽也。此三部，寸属金而主燥，燥主大便难。关属土而主湿，湿主腹满痛。尺属相火而主热，热主小便赤涩。燥湿热在里，是下有火也，治可下之。洁古云：假令病人大便难，脉沉数，小承气汤主之。如腹满痛甚而脉沉数，大承气汤主之。如小便赤涩，脉沉数，大承气汤主之。如小便赤，不大便，腹满痛，亦此药主之。如小便腹痛而不满，调胃承气汤主之。如大实证，为不大便是也。如小便赤，大便难，腹满痛，大承气汤主之。已上皆攻里之证也。芒硝辛润，治大便燥而难，厚朴、枳实治腹满痛，大黄治大便不通及小便赤涩。假令有表里证者，先解表，后攻里也。如病人大便难发热，谓

图注脉诀辨真

一
〇

之温燥，先解表，左宜桂枝，后攻里，右宜承气汤。如战而腹满痛，谓之风湿，左宜桂枝汤，右宜承气汤。如恶寒、自汗、小便赤，左宜桂枝麻黄汤，右宜承气汤。凡六气之病，脉与证相得者生，相反者死，色脉亦然。临病人持诊之时，宜细详消息，此上大约之言，不可执泥，印定眼目以误病焉。

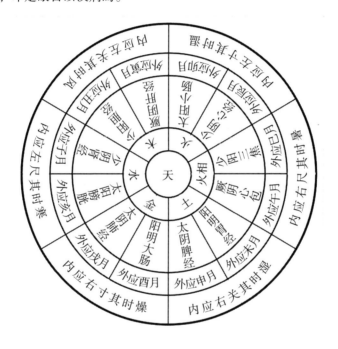

左右三部之图

凡此六位之脉，首尾相传其位。先立左寸心小肠，乃君火之位。次立左关肝胆风木之位。次立左尺肾与膀胱，乃寒水之位。次立右寸肺大肠，燥金之位。次立右关脾胃，湿土之位。次立右尺命门三焦，相火之位。皆循天而右行，以此言之。病在左，主表，宜发汗。病在右，主里，宜下。循天左者，顺行十二辰，自温而热，自热而湿，自湿而燥，自燥而寒，自寒而风，自风而湿也。所以云：天行从前来者为实邪，从后来者为虚邪。其传变之道，左必传右，乃汗症传作下症，下症则无传汗症之理矣。命门、心包，皆系相火，图内具心包而遗命门者，盖因心包有经而命门无经也。二者动脉，皆在尺部，故互言之。

女人反此背看之，尺脉第三同断病。

此者，承上文六部脉而言也。六部之脉，春夏与秋冬不同。春夏天气在上，人气亦在上，其时为男，其脉寸盛而尺弱。秋冬天气在下，人气亦在下，其时为女，其脉寸弱而尺盛。女人反此，因其时而有其脉也。看春夏之脉，寸盛尺弱而为之平；看秋冬之脉，寸弱尺盛

秋冬	女人反此背看之，尺脉第三同断病	春夏
天气在下		天气在上
人气亦在下		人气亦在上
其时为女		其时为男
其脉尺盛寸强		其脉寸盛尺弱
脉同春夏		脉同秋冬
是女得男脉		是男得女脉
病在外 太过		病在内 为不足

女人背看之图

而为之平，故曰背看之。尺部之脉，寸关排之，居于第三。苟或春夏脉同秋冬，是男得女脉，乃阳不足而阴盛，则断之以病在内，宜用辛甘之药助阳而抑阴。秋冬脉同春夏，是女得男脉。乃阳太过而阴不足，则断之以病在外，宜用酸苦之药助阴而抑阳。大法春夏宜汗，秋冬宜下。《素问·热论》云：三日以前当汗，三日以后当下，春夏与秋冬四时皆同。

心与小肠居左寸。

左寸，左手寸部也。心为君火，火性上炎。小肠，心之腑也。心与小肠之脉，故居于左手寸部。

肝胆同归左关定。

左关，左手关部也。肝为风木，木位居东。同归者，肝胆皆属木也。胆者，肝之腑也。肝胆之脉，故居于左手关部焉。

肾居尺脉亦如之。

肾者，北方水也，其性下而不上，故居于左尺。寸关二部，一脏一腑，而居于左。肾在尺部，亦居于左。而配膀胱之腑，故曰亦如之者，乘上文而言。言肾亦在左，而亦有一腑也。

用意调和审安靖。

此乘上文左手三部而言也。言医者当用意自己气息，指下以审他人之脉至。左手三部所主，温风寒也，皆客随主变，客邪不来犯主，则脉安靖矣。

肺与大肠居右寸。

右寸者，右手寸部也。肺为燥金，金位于西而至高。大肠者，肺之腑也。故肺与大肠之脉，居于右手寸部也。

脾胃脉从关里认。

关者，右手关部也。脾为湿土，土位西南，而居于金木水火四脏之中。胃者，脾之腑也。故脾与胃脉，居于右手之关部焉。

命门还与肾脉同。

肾居尺部，命门亦居于尺部。命门之气，与肾相通，而脉形亦同于肾，故曰还与肾脉同也。

用心仔细须寻趁。

此承上文右手三部而言也。右手三部所主，燥湿暑也，皆主随客变。主既随客而变，所见者惟客脉而已，苟不用心仔细，寻趁其源，则非者是矣，故医者可不慎之至欤。左手三部，客随主变，不脱主脉。右手三部，主随客变，主脉脱矣。叔和吁咛告戒之语，故右甚于左焉。

手·部	阴阳	浮	沉	其脉	属
左 寸	阳	小肠	心	其脉浮大而散	属君火
左 关	阴阳之中	胆	肝	其脉牢而长	属风火
左 尺	阴	膀胱	肾	其脉按之濡，举指来实	属寒水
右 寸	阳	大肠	肺	其脉浮而短涩	属燥金
右 关	阴阳之中	胃	脾	其脉缓慢	属湿土
右 尺	阴	三焦	命门 心包	其脉按之濡，举指来实	属相火

右手三部之脉，主随客，客随主变，专曰须寻趁，故右部脉用心仔细。

左手三部之脉，主随客，客随主变，不脱主脉，故左部脉安靖调意，审不审曰。

六部定位之图

若诊他脉覆手取，要自看时仰手认。

此言用手诊脉之法，覆手以取他人之脉，而仰手以取自己之脉也。知乎此，非惟有便于施诊而抑且下指不差矣。

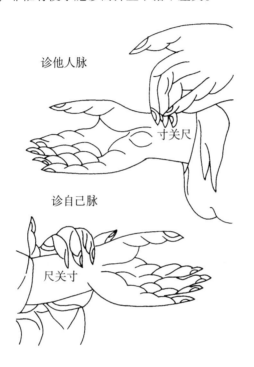

诊他人脉

寸关尺

诊自己脉

尺关寸

覆诊仰诊之图

三部须教指下明。

三部者，寸关尺也。寸为上部，关为中部，尺为下部。经曰：上部法天，主胸以上至头之有疾。中部法人，主膈下至脐之有疾。下部法地，主脐下至足之有疾。三部之脉而为一身之主，于下诊脉之际，可不探其源，阐其幽哉。

九候了然心里印。

九候者，浮中沉之诊于每部之中。浮候五动而法天，中候五动而法人，沉候五动而法地。一部三候，三部总得九候也。印者，定见无差也。九候之法，知之至见，的无一毫之不通。胸中定见，有何差焉？洁古曰："在天五日焉一候，在脉五至焉一候。一息之数，浮一气十五为天，中一气十五为人，沉一气十五为地。故一气在上，一气在中，一气在下。三气相合而成一脉，是三元也。乃气血精总得四十五动，曰平脉也。"故叔和于各脏言脉云：四十五动无他事，又曰无疑虑，又曰不须怕，此平脉也。心里印者，浮中沉三诊各有太过不及之脉也。假令左寸太过脉浮，诊得六数七极者，必身热而无汗，麻黄汤主之。不及脉浮，诊得三迟二败者，必身热自汗，桂枝汤主之。桂枝止汗，麻黄发汗，乃表之补泻也。关脉中诊得六数七极者，是热在中，调胃承气汤主之。如得三迟二败者，是不及也。以建中汤、理中汤主之。用调胃承气，自内而泻于外也。理中建中，乃和中补药也。承气建中，乃中焦补泻药也。左尺沉诊得六数七极者，必大便难而小便赤涩，大承气汤主之。却得三迟二败者，必大小腹中痛，小便清则大便澄彻清冷，姜附汤主之。承气姜附，乃下焦补泻之药也。夫大承气之寒，而能治下焦之热，不能治中焦、上焦之热。姜附之热，而能治下焦之寒，不能治上焦、中焦之寒。建中理中之温，能治中焦之寒，不能治上焦、下焦之寒。调胃承气之寒，而能治中焦之热，不能治上焦、下焦之热。且麻黄汤为泻也，而能泻表之实，不能泻里之实。桂枝汤为补也，而能补表之虚，不能补里之虚。印则察邪气之所在，上中下或表或里，诊得常，印乎此，不使一毫之差，九候之法，岂可忽哉！

大肠共肺为传送。

大肠者，肺之腑，乃传道之官，传送不洁之物而变化出焉。其传道也必待气往下行，肺主气，故共为传送也。经曰：阳明之上，燥气治之，中见太阴。

九候之候			三部	九处之候	
肺胃肾	心脾肝	浮中沉	上部法天 寸 心阳中之阳　肺阳中之阴	人地天	口齿　耳　目　头角
上部主胃以上至头之有疾					
肺胃肾	心脾肝	浮中沉	中部法人 关 阴阳之中 脾	人地天	胃　心　肺
中部主膈以下至脐之有疾					
肺胃肾	心脾肝	浮中沉	下部法地 尺 肝阴中之阳　肾阴中之阴	人地天	脾　肝　肾
下部主脐以下至足之有疾					

三部九候之图

心与小肠为受盛。

心者，火之属也。火主时令，则万物皆盛。小肠者，心之腑，乃受盛之官，承奉胃司而受盛糟粕。心属火，火能化物，糟粕受已，复化传入大肠。故云：心与小肠受盛。经曰：少阴之上，火气治之，中见太阳。

脾胃相通五谷消。

胃者，脾之腑，脾胃为仓廪之官。洁古曰：脾胃之气，常欲通和。胃为戊其化火，象于天，其气热。脾为己其化湿，象于地，故夏热而上湿。其气相通，则五谷腐熟而自消矣。如湿多而热少，则成五泄；热多而湿少，则多食而饥虚，名曰消中，皆脾胃之病也。经曰：

太阴之上，湿气治之，中见阳明。

膀胱肾合为津庆。

膀胱者，肾之腑，乃州都之官，津液藏焉。肾主五液，故膀胱与肾为津庆。经曰：太阳之上，寒气治之，中见少阴。

三焦无状空有名，寄在胸中膈相应。

三焦者，上中下之三焦也。上焦在心下，下膈胃上口，主内而不出。中焦在胃中脘，不上不下，主腐熟水谷。下焦在脐下，膀胱上口，主分别清浊。出而不内，是三焦也。主持诸气，徒有上中下之名而无其形，其经属手之少阳而为外腑。叔和于本文上下俱言一脏一腑，至于三焦而不言其脏腑。心，君火也。三焦，亦相火也。二者为之表里，俱有名而无形。故三焦寄位于胸中，与膈相应。何为与膈相应？命门亦系相火，居于脐下。心包在膈上，命门在膈下，膈上膈下，三焦俱不相失而相应。故脐下一寸半为之气海，而膻中亦为气海焉。经曰：少阳之上，热气治之，中见厥阴。

肝胆同归津液腑，能通眼目为清静。

胆者肝之腑，肝藏①血，胆之精气，藉肝之余气，溢入于胆，积聚而成，故同为津液之腑。目者肝之窍，肝气通于目，故云能通眼目，内藏无秽物以杂，故云清静。因其内藏清静，外视所以得明也。经曰：厥阴之上，风气治之，中见少阳。

智者能调五脏和，自然察认诸家病。

智者知之至，即上工也。凡五脏之不和者，能调而和之。此无他，由其察认诸家之病，出于理之自然，无一毫勉强忆度之为。夫如是，所以有十全之功也。

---

① 藏：原作"臟"，据文意改。下同。

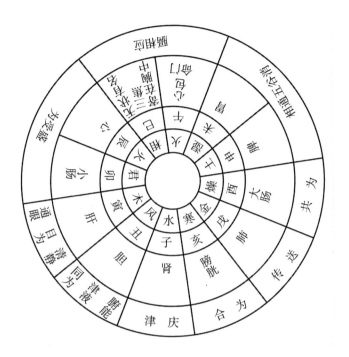

脏腑各司之图

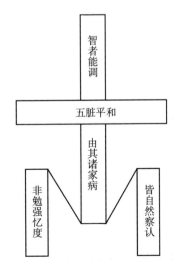

智者知治之图

掌后高骨号为关，骨下关脉形宛然。

掌后高骨，乃手踝骨也，关脉见于此骨之下。

以次推排名尺泽，三部还须仔细看。

凡诊脉时，先下中指，按于高骨之下以定关位，次以头指按于寸部，再次以第三指按于尺部。寸部心肺之脉，三菽六菽之重。关部肝脾之脉，九菽十二菽之重。尺之一部，按法重于寸关。其脉深沉，有似于泽，以次推排其指，至于尺部而名为尺泽。此尺泽，非尺泽穴也。从关部至尺泽穴，是尺内阴之所治，俱为尺泽。诊三部之脉，必须均呼吸以定至数，先识王脉、时脉、胃脉与脏腑平脉，然后及于病脉。人臂长，则疏下其指；臂短，则密下其指。而又分“举”“按”“寻”之三法，轻手循之曰举，重手取之曰按，不轻不重，委曲求之曰寻。而后探其脉之形状何若，察其病之何在。既知其病在于何经，更分在气在血。“上”“下”“来”“去”“至”“止”六字，须要明白。上者，自尺部上于寸口，阳生于阴也。下者，自寸口下于尺部，阴生于阳也。来者，自骨肉之分而出于皮肤之际，气之升也。去者，自皮肤之际而还骨肉之分，气之降也。应日至，息日止也。仔细二字，所包者广。此特举其略耳，还须者，应前须教二字也。

关前为阳名寸口，关后为阴直下取。

关前为阳脉，阳脉得寸内九分而浮，名为寸口。关后为阴脉，阴脉得尺内一寸而沉，其取脉之法，重按得之，故曰直下取也。

阳弦头痛定无疑，阴弦腹痛何方走。

关前为阳，其脉九分而浮。脉浮而弦，风邪在表、在上。关后为阴，其脉一寸而沉，脉沉而弦，风邪在里。

阳数即吐兼头痛，阴微即泻脐中吼。

阳浮脉而数，邪热在表、在上，阴脉沉而微寒，邪在里。

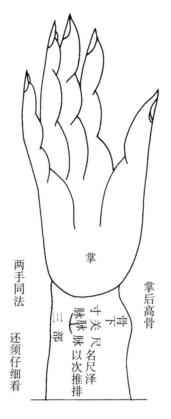

两手同法　　还须仔细看

掌

掌后高骨

寸关尺名尺泽
脉脉脉以次推排
三部

下指定位之图

阳实应知面赤风，阴微盗汗劳兼有。

阳脉实，是心火旺，火旺则热，热则生风。故知风热在表、在上。阴脉沉微，是阳气不腠密，寒邪在里，津液得以妄泄。故寐而其汗自出，寤则其汗即止矣。

阳实大滑应舌强，阴数脾热并口臭。

阳脉浮实大且滑，心火邪热为甚，心气通于舌表，故知热强。阴脉沉数，是脾脏有热，故知口有臭气。

阳微浮弱定心寒，阴滑食注脾家咎。

阳脉浮微，表气虚而心火衰。阴脉沉滑，寒邪在里，食则注泄而脾经有疾矣。

关前关后辨阴阳，察病根源应不朽。

关前脉浮，浮者阳也。关后脉沉，沉者阴也。当关位之前后，辨尺寸之阴阳。浮者法于寸，知病在表在上之根源也。沉者法于尺，知病在里在下之根源也。非止寸口独浮、尺脉独沉，尺寸俱有浮沉也。知乎此，察病之因，岂有差忒①者哉。

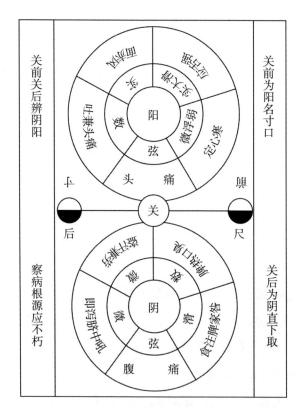

关前关后病脉之图

---

① 忒（tè 特）：差错。

一息四至号平和，更加一至太无痾^①。

一息，一呼一吸毕也。一呼脉再至，心与肺脉也。一吸脉再至，肾与肝脉也。如是上下交通，为平和脉。呼吸之间，更加一至，是五至也，乃脾受谷味，其脉在中，五脏各得一至，故太无痾。

三迟二败冷危困，

一息三至，谓之迟脉，二至谓之败脉，皆阴太过而阳不及，寒冷所致，当以温热治之。

六至七极热生多，

一息六至，数多于常度，谓之数脉。七至，过于常度，又将半矣，故为极脉。皆阳太过而阴不及，当以寒凉治之。

八脱九死十归墓，十一十二绝魂瘥。

洁古曰：一息八至，是阳覆于阴也，阴不胜阳，则脱。一息九至，是阳关于阴也，是无阴则死。十至亦然。十一、十二乃阳欲并绝之状也。

三至为迟一二败，

此盖重出以起下文。

两息一至死非怪。

两息之间，脉得一至，为阳独绝，乃死脉也。

迟冷数热古今传，《难经》越度分明载。

此结上文之意，《难经》曰：数则为热，迟则为寒，诸阳为热，诸阴为寒。四至五至，是为得中，不及此数，为之迟冷太过。此数为之数热越，人于八十一难之中，法度布载昭然明白。

热即生风冷生气，用心指下叮咛记。

卷之一

二三

---

① 痾（ē 阿）：义同"病"。下同。

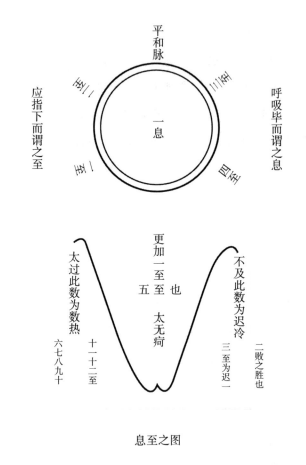

平和脉

呼吸毕而谓之息

应指下而谓之至

一息

一至

二至

三至

四至

更加一至
五　太无疴

也

太过此数为数热

六七八九十

十一十二至

不及此数为迟冷

三至为迟

二败之胜也

息至之图

　　此言实邪，重申迟冷数热之意。热属火，风属木，木来火位，则木中有火。金有惧火之意，金不得以制木而木愈盛，故热则生风。冷属水，气属金，水来金位，则金中有水，火有畏水之意，火不得以制金而金愈盛，故冷则生气，热则生风，是东方实而西方虚也。法当泻南方火，补北方水。火灭则金得气盛，木自虚而风自止矣。冷生气，是北方实而南方虚也，法当泻北方水，补南方火。水灭则火得气盛，金自虚而气自衰矣。此实则泻其子也。用心指下，辨审迟数虚实，切记热生风，冷生气之语也，故详言以叮咛云。

　　春弦夏洪秋似毛，冬石依经分节气。

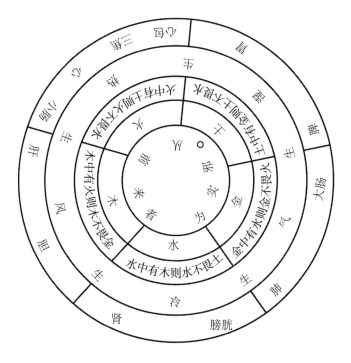

实邪之图

弦、洪、毛、石，脉之体样也。经者，《内经》《难经》也。节者，四时之节也。气者，寒热温凉也。弦、洪、毛、石之脉，依《内经》因春夏秋冬之节气而分，《难经》于十五难中亦言之详矣，不必以十二经各主为分，谓之依经。夫如是，不在四时脉上说矣。通真子曰：春脉如弦而大弱，经至而滑，端直以长，为平。实而强者为太过，不实而微者为不及。夏脉如钩，来盛去衰为平，来盛去亦盛为太过，来不盛去反盛为不及。秋脉如毛，轻虚以浮，来急去散为平，中坚傍虚为太过，毛而浮者为不及。冬脉如石，气来沉以搏者为平，来如弹石为太过，去如数者为不及，弦洪毛石之脉，各旺七十二日。王机云：脉从四时，谓之可治。

阿阿缓若春杨柳，此是脾家居四季。

阿阿，宽缓貌。春之杨柳，其风和，其枝嫩，动摇宽缓，有似脾脉，故比而象之。脾属土，土旺四季，辰戌丑未之月，各旺一十八日。脾脉所以逆见于四时也。

在意专心察细微，灵机晓解通玄记。

在意专心，不他杂也，他事不杂于胸中，精察脉理之细微，则灵机自然晓悟。玄微之理，贯通而不忘也。灵机，脉理也。脉理活动而不执滞，故曰灵机。长则气理，短则气病，数则心烦，洪则病进，上盛则气高，下盛则气胀，大则气衰，细则气少。短而急者病在上，长而急者病在下，弦而沉者病在内，浮而洪者病在外。滑而微者病在肺，下紧上虚者病在脾，长而弦者病在肝，脉小血少者病在心，大而紧者病在肾。脉实者病在内，脉虚者病在外，浮而大者风，浮而绝者气，沉细疾者热，迟紧者寒。诸腑为阳主热，诸脏脉为阴主寒。阳微则汗，阴浮则自下。阳数则口疮，阴数则恶寒。阳芤则吐血，阴芤则下血。脉与肌肉相得久持之至者，可下之。弦小紧者，可下之。弦迟者宜温剂，紧数者宜发汗，寸口脉浮大而病者，名曰阳中之阳。病苦烦满，身热，头痛，腹中热，寸口脉沉细者，名曰阳中之阴。病苦悲伤，不乐闻人声，少气，时时出汗，阴气不足，两臂不举，尺脉沉细者，名曰阴中之阴。苦两胫疼痛，不能久立，阴气衰少，小便余沥，下湿痒痛，其寸脉牢而长，关中无，此为阴干阳。苦两胫重，小腹引腰痛，寸口脉壮大，尺中无，此为阳干阴。苦腰背痛，阴中伤，足胫寒，尺脉浮而大，为阳干阴。苦小腹满痛，不能溺，溺即阴中痛，大便亦然，寸口脉紧者，中风。风攻头痛，脉来乍大乍小、乍长乍短为祟，脉来但实者为心劳。寸口脉弦，尺脉短者，头痛。脉来过寸口入鱼际者，遗尿。脉但数者，心下结热，脉盛滑紧者，痛在外。脉小实紧者，痛在内。脉小弱而浮滑，久病。脉涩浮而疾数，新病。脉沉而弦者，有疝癖腹内痛。脉来盛紧者，腹胀。出鱼际，气逆喘急，脉来缓滑者，热在内。中脉来滑者，主霍乱。脉来大坚疾者，颠病。脉来弦急疾者，癖病。脉浮而缓，皮肤不仁，风寒入肌肉，脉来迟而涩，胃中有寒，有癥结。脉滑而浮散者，有风。脉短而滑者，病酒。脉紧而滑者，吐逆。脉迟而缓者，脾胃有寒。脉弦而钩，胁下如刀刺，伏如飞尸，至困而不死。脉沉而迟，腹脏冷痛。脉浮而细滑者，伤于寒饮。脉沉而数者，必然中水，冬时不治自愈。脉涩细而紧者，痹病。脉沉而滑者为下重，背膂作痛。脉短而数，心痛必烦。脉微而弱，多寒少气。脉紧而数，寒热俱发，必当下之乃愈。脉实紧者，胃中有寒，若不能食，时时利者，难治。脉弦而紧者，胁下痛。脉大细滑者，中有短气。脉微小者，血气俱少。脉洪大者，血气俱盛。脉涩者，气多血少。脉滑者，气少血多。两手脉前部阳绝者，苦心下寒，口中热。脉洪大紧急，病在外，苦头痛发痈肿。脉细小紧急，病在中，寒疝瘕，积聚，腹中痛。脉浮大，中风鼻塞。脉微浮，秋吉冬病。脉来疾者为热，迟为寒，滑为鬼产，弦为切痛。脉沉重而直前绝者，病血在腹间。脉沉重而中散者，因寒食成癥。脉沉而急，病伤暑，暴发虚热。脉来中散绝者，病消渴。脉沉重，前不至寸口，徘徊欲绝者，肌肉遁。尺脉累累如贯珠不前至者，有风寒在大肠，伏留不去。脉来累累而止，不至寸口，软者，结热在小肠，伏留不去。脉微则阳不足，沾热汗出，凡无阳则厥，无阴即呕，阳微不能呼，阴微不能吸，呼吸不足，胸中气促，前大后小，即头痛目眩，前小后大，即胸满短气。上部有脉，下部无脉，其人当吐，不吐者死。阳脉来，见浮洪。阴脉来，见沉细。水谷来，见实坚。浮而滑者，宿食。洪大者，伤寒热病。弦小者，寒癖。浮滑而速疾者，食不消，脾不磨也。关脉紧而滑者，有蛔虫。尺脉沉滑者，有寸白虫。三部或至或停，冷气在脾，脉不通也。脉紧而急者，为遁尸。脉紧而长过寸口者，疰病。关脉浮，积热在胸中；尺脉浮，客热在下焦。诸浮、诸紧、诸弦、诸沉、诸涩、诸滑，若在寸口，膈以上病；若在关上，胃以下病；若在尺中，肾以下病。寸口脉沉，胸中气短。若弦上寸口，头痛有宿食。若有表无里者，邪之所止，得鬼病。何谓表里？寸尺为表，关上为里。两头有脉，关中绝不至也。尺脉上不至关，为阴绝；寸脉下不至关，为阳绝。阴阳皆绝者不治也。脉理细微，莫能尽述，学者宜究心焉。

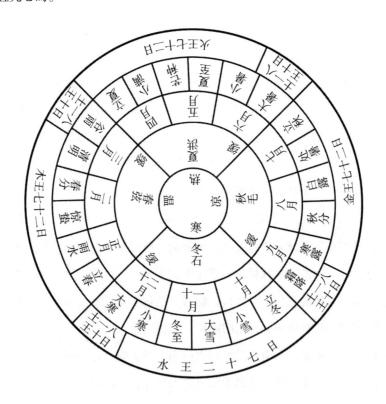

四时脉息之图

浮芤滑实弦紧洪，七表还应是本宗。

此七样脉，皆属乎阳，尽系表脉，故曰是本宗也。

微沉缓涩迟并伏，濡弱相兼八里同。

此八样脉，皆属乎阴，尽系里脉，故曰八里同也。

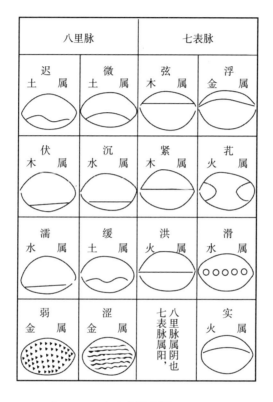

八里脉		七表脉	
迟 土属	微 土属	弦 木属	浮 金属
伏 木属	沉 水属	紧 木属	芤 火属
濡 水属	缓 土属	洪 火属	滑 水属
弱 金属	涩 金属	八里脉属阴也，七表脉属阳，	实 火属

七表八里之图

血荣气卫定息数，一万三千五百通。

人受气于谷，谷入于胃，乃传之于五脏六腑，皆受于气。其清者为荣，浊者为卫，荣行脉中，卫行脉外，荣卫周流不息，五十而复大会，阴阳相贯，如环之无端。故血为荣，气为卫，凡人所以得全其性命，气与血也。气为阳，阳为卫，血为阴，阴为荣，二气常流，所以无病也。经曰：人一呼，脉行三寸；一吸，亦行三寸。呼吸定息，总行六寸。人一日一夜，凡一万三千五百息，脉行五十度，周身漏水

下百刻。荣卫，行阳二十五度，行阴亦二十五度，为一周也，故五十
度复会于手太阴。寸口者，五脏六腑之所终始也。

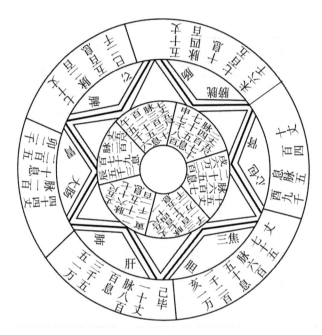

脉息度数之图

卷之二

心脏歌

心脏身之精，小肠为弟兄。

心也者，随机应变，主宰万物，而为一身之主，故曰身之精。朱子有曰：天君太然，百体从令。丙属小肠而刚，丁属心火而柔，刚在先而为兄，柔在后而为弟，二者俱系君火，同气连枝，故言弟兄而不言夫妇。心之夫，膀胱是也，小肠之妇，肺金是也。

象离随夏旺，属火向南生。

离之为卦，其中空虚，心脏属火，亦犹是也。火旺于夏，所以随夏而旺相也。南方乃为离火之位，故云向南而生。

任物无纤巨，多谋最有灵。

任物者，任亲万物也。纤，小也。巨，大也。人心之应物，随其小大，无不任亲也。朱子曰：人心之灵，莫不有知，所以多谋。

内行于血海，外应舌将荣。

血海，肝也。心主血，肝藏之，故云内行血海。舌乃心之窍，心气通与舌，故云外应乎舌，而舌能营知味也。

七孔多聪慧，三毛上智英。

多聪慧者，心有七孔，上智英者，心有三毛，其次则不全矣。

反时忧不解，顺候脉洪惊。

心属火，而旺夏，反得冬脉，沉濡而滑，此乃肾邪干心，水来克火，谓之贼邪，是可忧也。顺候，诊得夏脉也，惊者大而散也，其脉洪大而散，谓之顺候。

液汗通皮润，声言爽气清。

肾主液，入心为汗。肺主声，入心为言。水能克火，汗通则肾水平而皮润，火不受水贼矣。火能克金，言爽则肺金平而气消，金不受火侵矣。

伏梁秋得积，如臂在脐萦。

经曰：肾病传心，心当传肺，肺旺者不受邪，心复欲还肾，肾不肯受，留滞为积，故知伏梁，以秋庚辛日得之，其积之形状，如手臂环于脐畔，萦系而不动也。

顺视鸡冠色，凶看瘀血凝。

鸡冠，色之赤者也。瘀血，赤而黑者也。赤乃本色而为顺，黑则水来克火而凶矣。通津子曰：心，其色赤，然心藏于内不得见，此云顺视鸡冠，凶看瘀血。叔和以经云：五脏有五色，皆见于面，又当与寸口尺内相应。假令色赤者，赤脉浮大而散。赤，心色也，浮大而散，心脉也。以此言之，五脏之色，皆可察之于面也。

诊时须审委，细察在叮咛。

凡医必从望闻问切四字，上文言视其血色而知其吉凶，闻其声言爽而知其气清，切其脉而知其反时顺候，独缺"问"之一字，故于此言临诊脉时，必须详审委曲，细察病源，不致差误也。叮咛，叔和致嘱后学之意也。

实梦忧惊怪，虚翻烟火明。

心脏有余，则梦中或忧或惊，或怪异之事。心脏不足，则梦烟火光明，化竭而见本矣。

称之十二两，大小与常平。

心重十二两，不分大小，皆等其斤两之数，皆起于同身寸也。

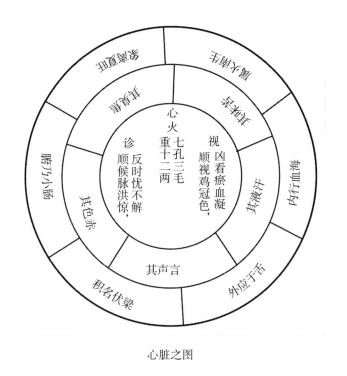

心脏之图

心脉见于三部歌

三部俱数心家热，舌上生疮唇破裂。

五脏更相和平，一脏或有太过不及，遂延及各脏也。数者，火脉也，三部俱数，心脏邪热太过，延及各脏，致令脉皆见数。心气通于舌，心热盛，则舌生疮而唇破裂。或曰：唇属脾，唇何为而破裂也？然唇之四白际姤属于脾，其红者皆属心火也。《内经》曰：脾之华，在唇四白。

狂言满目见鬼神，饮水百杯终不歇。

言者心之声，鬼神，阴类也。心热盛，则口发狂言，而目多见鬼神。经曰：脱阳者见鬼，数甚则阴绝，阴绝则阳不能独留，而亦欲脱矣，所以目见鬼神也。心火盛，则肾水衰，肾主五液，衰则五液缺少，而心火独炎，所以渴而欲畅饮也。

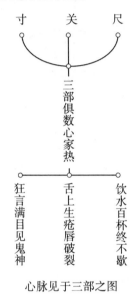

寸　关　尺

三部俱数心家热

狂言满目见鬼神　舌上生疮唇破裂　饮水百杯终不歇

心脉见于三部之图

心脉歌

心脉芤阳气作声，或时血痢吐交横。

此一歌，通言心之病脉也。云岐子曰：芤主血凝而不流，不流则气道不得通畅，故阳气在内作声。心脉芤，积血在于胸中，气上则吐之，气陷则下之，痢吐交作也。

溢关骨痛心烦躁，更兼头面赤骍骍。

溢关，脉自关部涌出于鱼际也。骍骍，热盛面色赤之甚也。

大实由来面赤风，燥痛面色与心同。

心脉大实，盖心家有热，热则生风，故面色赤而身有风也。有风有热，故致燥痛，面色与心色同，言赤之甚也。

微寒虚惕心寒热。

心脉当浮大而散，不足则见微脉，主寒而虚惕，寒热交作也。

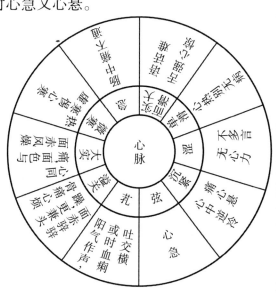

急则肠中痛不通。

通津子曰：数甚则为急。急，谓气急也。小肠乃心之腑，心脉急，主小肠气急疼痛，二便俱不得通利也。

实大相兼并有滑，舌滑心惊语话难。

心脉实大而滑，谓之实邪，火中有土，则水不能制火，而火邪愈甚，甚则热极而生风，致令舌不活动，而心中警惕，语言謇涩也。

单滑心热别无病。

洁古曰：谓之正邪。

涩无心力不多言。

因己不足，所以妻来乘夫。

沉紧心中逆冷痛。

谓之贼邪。

弦时心急又心悬。

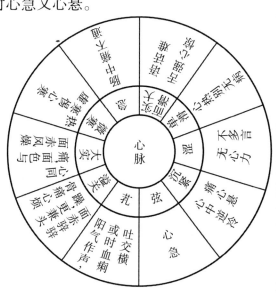

心脉之图

此一句，承沉紧心中逆冷痛而言，弦时乃肝邪干心，致令拘急。又心悬，仍指贼邪而言，水来克火，故心悬如病饥也。心悬如病饥，见《灵枢》肾经是动则病。

肝脏歌

肝脏应春阳，连枝胆共房。

肝属木而应春，连枝，即心脏弟兄之义也。其房，肝胆同一处也。

色青形象木，位列在东方。

肝之色青，木之色亦尤是也。肝脏之形，是木之干。东方属木，木所居之位，故列在东方也。

舍血荣于目，牵筋爪连将。

肝藏血而为血海，故能舍血，其候在目，其华在爪，其充在筋，所舍之血荣于目，牵引于筋爪，故目能视，足能步，掌能握，指能捻而运动也。

逆时生恚怒，顺候脉弦长。

肝属木而应春，当反得秋脉，浮短而涩，谓之逆时，乃金来克木，木受克，则不得舒畅，故生恚怒。顺候其脉弦而长也。

泣下为之液，声呼是本乡。

肾主液入肝为泣，肺主声入肝为呼，泣与呼皆属于肝，故曰本乡。

味酸宜所纳，麻谷应随粮。

肝其味酸，宜纳谷麦，或云"麻"字疑误，应随"粮"者，应肝家之粮食也。

实梦山林树，虚看细草芒。

洁古曰：甲刚为木，故实梦山林树；乙柔为草，故虚看细草芒也。

积因肥气得，杯覆胁隅傍。

经曰：肺病传肝，肝当传脾。脾季夏适旺，旺者不受肝邪，复欲还肺，肺不肯受，故留结为积，名曰肥气。以季夏戊巳日得之，状如覆杯，在左胁下，突出如肉，肥盛之状也。

翠羽身将吉，颜同枯草殃。

肝脏色青。翠羽色，青而红；枯草色，青而白。红属心火，白属肺金，木生火，故曰吉；金克木，故曰殃。

四斤余四两，七叶两分行。

肝重四斤四两，左三右四，共七叶而两行分也。

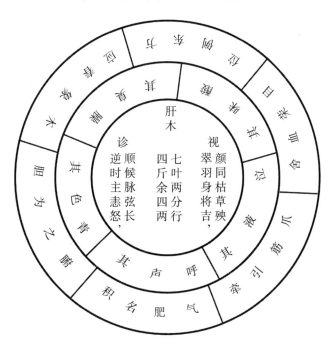

肝脏之图

肝脉见于三部歌

三部俱弦肝有余，目中疼痛苦疝①虚。

疝，少腹下病也。弦脉见于三部，乃肝家有余，肝乃目之窍，有余主目中疼痛，其经还绕阴器而抵少腹，故苦疝虚。

怒气满胸常欲叫，翳蒙瞳子泪如珠。

叫，呼也。肝邪有余，主怒气满于胸中而常欲叫呼。肝有余则生风，风热上攻，翳膜蒙蔽瞳子而泪流不止也。

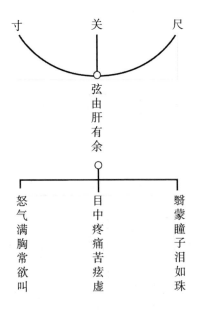

肝脉见于三部之图

---

① 疝（xuán 玄）：亦称疝气。泛指生于腹腔内弦索状的痞块。后世以疝病为脐旁两侧像条索状的块状物；亦有以两胁弦急、心肋胀痛为疝气。下同。

肝脉歌

肝软并弦本没邪。

此乃微弦，名曰平脉，以后皆言肝之病脉也。

紧因筋急有些些。

少见筋急，其脉必紧。

细看浮大更兼实，赤痛昏昏似物遮。

此乃木中有火。

溢关过寸口相应，目眩头重与筋疼。

关部之脉，上涌出于寸口，乃木盛而风喜之也。筋属木，寸口又主上部之有疾，故目眩而头重，筋复作疼也。

芤时眼暗或吐血，四肢瘫缓不能行。

芤主血凝而不流，肝脉见芤，不能舍血而荣，故目暗。血凝则血不归宗，或上行而吐血，血不养病，则筋缓不能自维持也。

涩则缘虚血散之，肋胀胁满自应知。

涩脉属金，金来克木，肝家虚而不能藏血，故肋胀胁满。肋胁，肝位在是，而经亦由于此也。

滑因肝热连头目。

肝脉滑，乃肝家有热，肝气通于目，其经至巅顶，故连头目。

紧实弦沉痃癖基。

肝部见此四脉，能致痃癖之疾，故曰：痃癖基。

微弱浮散气作难，目暗生花不耐看。

肝家虚，久视失其真也。

甚浮筋弱身无力，遇此还须四体瘫。

肝脉甚浮，乃金旺木衰，木衰则筋受伤而不能自维持矣。

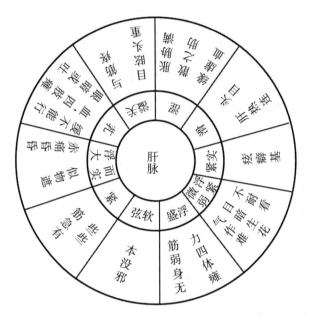

肝脉之图

肾脏歌

肾脏对分之，膀胱共合宜。

肾有两枚，相对而垂，但右为命门，有水火之异，命门以三焦为腑，然其气与肾相通，况三焦有名无形。膀胱一腑，肾与命门共合为宜。

旺冬身属水，位北定无欺。

肾属水而旺于冬，位列北方。无欺，言不虚也。

两耳通为窍，三焦附在斯。

耳者，肾之窍，肾气通于耳，故叔和以两耳为肾气所通，而为肾窍。三焦者，手少阳之经也，三焦有名无形，为原气之别，依附于两肾之间。

味咸归藿豆。

洁古曰：肾象水而味咸。藿者，藿菜，常言落藜也。豆者，黑豆也，外则味咸，内则应骨。

精志自相随。

肾脏对分，左边为肾，右为命门，肾藏志，命门藏精，精完则志备，志备则精完，二者自相随也。

沉滑当时本。

肾旺亥子之月，是时诊得脉沉而滑，是本脏之脉，无他干也。

浮摊厄在脾。

摊，缓也。云岐子曰：肾旺冬，其脉当沉而滑，今反浮而缓，是土来乘水，故厄在脾。

色同乌羽吉，形似炭煤危。

肾色本黑，色似乌羽，黑而带青者也。青属肝，是水生木，故曰吉。色似炭煤，黑而带黄者也。黄属土，是土克水，故曰危。

冷即多成唾，焦烦水易亏。

水盛则火灭，火灭则气冷，气冷则水溢于上而多唾。火盛则水干于内而烦躁，烦焦则津溢衰而好饮也。

奔豚脐下积，究竟骨将痿。

竟，终也。经曰：肾之积名曰奔豚，发于小腹上，至心下，若豚状或上或下，举发无时，令人喘逆、骨痿。少气，此病多在夏月丙丁日得之。

实梦腰难解，虚行溺水湄①。

经曰：腰者肾之腑。肾邪实，则精血流滞而不通，故常梦腰间有所系。肾气虚，则化竭而见本，故常梦溺于水湄。

一斤余二两，胁下对相垂。

肾有两枚，共重一斤二两，相对垂于左右。

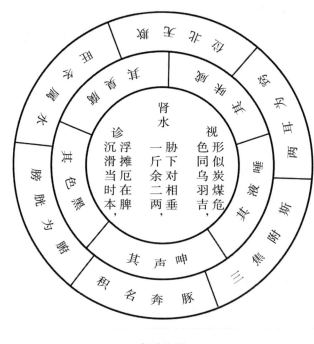

肾脏之图

肾脉见于三部歌

三部俱迟肾脏寒，皮肤燥涩发毛干。

迟属阴脉，迟甚则肾脏有寒。经曰：数者，腑也。迟者，脏也。数则为热，迟则为寒，诸阳为热，诸阴为寒，寒则腠理闭而津液不通，故皮肤不滑润而毛发皆干，此肾家不足也。《内经》曰：肾主五液，肾家不足，则津液衰少。

梦见鬼神时入水，觉来情思即无欢。

鬼神与水，肾家不足者多梦之，梦毕而觉，神思不宁，故无欢也。

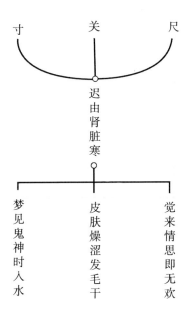

肾脉见于三部之图

肾脉歌

肾散腰间气，尿多涩滑并，其中有聚散，聚散且无凭。

肾脉散，则腰间气滞，涩滑则尿多。其中者，肾脉中，聚散者，或聚或散也，无凭者，失平常候也。

实滑小便涩，淋痛涩骍骍。

此是火乘水位，洁古以八正散止之。骍骍，赤之甚也。

脉涩精频漏，恍惚梦魂多。

肾脉涩，主伤精，梦魂无叙。

小肠疝气逐，梦里涉江河。

承上文涩脉而言，小肠乃心之腑，本与肾脏无干，盖小肠属火，肾属水，二者地位相近，肾脏虚寒，则能胜之，故患小肠疝气，梦涉江河，水不足也。

实大膀胱热，小便难不通。

实大皆阳脉也，肾居阴而见阳，此阳来乘阴。湿热在下，主膀胱有热，故小便赤涩而不通。

滑弦腰脚重，沉肾痛还同。

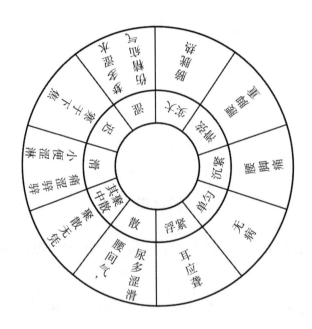

肾脉之图

滑弦，风湿之脉；沉紧，风寒之脉。风湿则气滞，故见重；风寒则血凝，故作痛。还同，俱在肾也。

单匀无病恙。

肾脉沉濡而滑，独见肾脉而匀平，谓之顺候，所以无病。

浮紧耳应聋。

肾脏有风，脉见浮紧，肾气通于耳，风邪为患，故耳无闻。

肺脏歌

肺脏最居先，大肠通道宣。

体居各脏之上，用为各经之始，故曰居先。肺主气，大肠乃肺之腑，而行气，为传送之官，而宣化也。

兑为八卦地，金属五行牵。

肺居兑方而属金，以八卦论之，居于兑地，五行论之，木水火土，皆起于金也。

皮与毛相应。

肺主皮毛，故曰相应。

魂将魄共连。

肝藏魂，肝木受气于申，肺藏魄，肺金受气于寅。其详具于十难之图。

鼻闻香气辩，壅塞气相煎。

经曰：肺气通于鼻，鼻和则知香臭矣。壅塞，不通也。相煎，邪气迫于肺气也。

语过多成嗽。

肺主气，语言太过，则气伤矣，嗽疾于是而作焉。

疮浮酒灌穿。

酒，湿热之物也。疮多起于湿热。肺主皮毛，酒过多，则灌热伤肺而皮分生疮，故曰疮浮。

猪膏凝者吉，枯骨命难全。

云岐子曰：肺金色白而光泽。白者，金也。光泽者，水也，是金能克水，故云吉也。枯骨之色，白而不泽，白是金也，不泽者，内失其水，以火就燥也。火来克金，故云命难全也。

本积息贲患，乘春右胁边。

经曰：肺之积，名曰息贲，在右胁下，覆大如杯，以春甲乙日得之。何以言之？心病传肺，肺当传肝，肝以春适旺，旺则不受邪，肺欲复还心，心不肯受，而留结为积，故知息贲，以春甲乙日得之也。

顺时浮涩短，反即大洪弦。

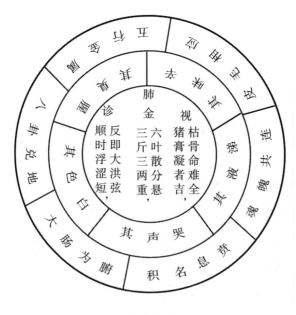

肺脏之图

肺属金而旺秋，其脉当秋浮涩而短，谓之顺时；若洪大而弦，风火胜金，谓之反候。

实梦兵戈竞，虚行涉水田。

金盛主杀，肺气实，故梦兵戈相竞；北方属水，乃金衰墓之乡，肺气虚，故梦涉于水田也。

三斤三两重，六叶散分悬。

肺重三斤三两，凡六叶，分散而悬于各脏之上。

肺脉见于三部歌

三部俱浮肺脏风，鼻中多水唾稠浓。

寸关尺部俱浮，是火来乘金，金受火克，则金衰不能制木，主肺脏有风。肺热则鼻中多水，金受火克，则不能生水，故唾必稠浓。

壮热恶寒皮肉痛，颡干双目泪酸疼。

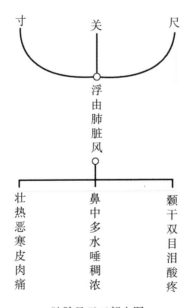

肺脉见于三部之图

风邪干肺，则壮热恶寒，风能胜湿，燥热为患，故皮肉作痛。肺系于颏，肺病则燥，故颏干。金衰不能制木，木火俱盛，故双目流泪而酸疼也。

肺脉歌

肺脉浮兼实，咽门燥又伤，大便难且涩，鼻内乏馨香。

肺络循咽，大肠为腑，候在鼻，脉浮而实，谓之阳结，故有是病。

实大相兼滑，毛焦涕唾黏。更和咽有燥，秋盛夏宜砭。

季夏之时，肺部诊得此脉而有此症，乃金中有火，金受火克而不治，久则克将尽而病欲甚，故至秋则盛。夏宜砭，乃迎而得夺之也，金冠带于末月，是时砭石以泻其火，抑其盛气，取其化源也。洁古曰：五行之气，皆可迎而夺之，机由此也。

沉紧相兼滑，仍闻咳嗽声。

肺部得此三脉，乃有寒有风有痰，故发咳嗽也。

微浮兼有散，肺脉本家形。

此为平脉，虽肺家有病，当不治自愈。

溢出胸中满，气泄大肠鸣。

肺脉居于右寸，太浮则溢上于鱼，由其气不顺行而胸中满闷也；气往下陷，故气泄而大肠时时作声而鸣耳。

弦冷肠中结。

肺脉见弦，乃金不足而妻乘之也，出大肠冷而为病结，治用温药，其气自通。

　　芤暴痛无成。

　　肺主气，芤主血凝，肺脉见芤，其经气多而血少，气行血亦行，故卒暴之，痛不能成也。

　　沉细仍兼滑，因知是骨蒸。皮毛皆总涩，寒热两相承。

　　肺脉浮涩而短，外应皮毛，今反沉细而滑，知其病之在骨，内热不得外泄，热在内，寒在外，故内则骨蒸，外则皮毛皆涩，寒热两相交作也。

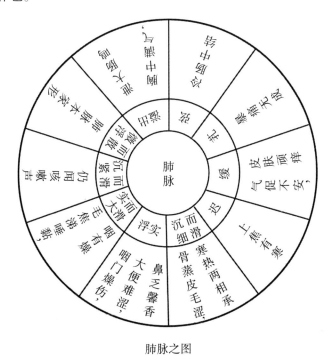

肺脉之图

脾脏歌

　　脾脏象中坤，安和对胃门。

脾属土，位居金木水火之中，八卦论之，寄旺西南坤位，前木火，后金水，亦居于中，故象中坤，其体静而其用动也。安和者，不为饮食劳倦所伤也。胃为戊，其化火，象于天，其气热；脾为巳，其化湿，象于地，故下热而上湿。其气相通，故云对胃门也。

旺时随四季，自与土为根。

四季，辰戌丑未月也，上于辰戌丑未之月后，各旺一十八日，故云随四季。脾属土，土旺则脾亦旺，故与土为根也。

磨谷能消食，荣身性本温。

脾湿而胃热，湿与热，相为薰蒸，而能消磨谷食也。热盛则伤胃，寒盛则伤脾。温者，不寒亦不热也，温则脾胃平和，于是谷入于胃，脉道乃行，水入于经，其血乃成。脾主里血，胃主行气，而播敷各脏，荣卫一身也。

应唇通口气，连肉润肌臀。

脾之华在唇四白，故应唇。脾气通于口，脾和则口知五味，故通口气。润，肥泽也，脾主肉分，气壮则肌臀肥泽。

形扁才三五，膏凝散半斤。

形扁，广阔也，脾之形长三寸，阔五寸，傍有散膏半斤，主裹血。

顺时脉缓慢，失则气连吞。

脾旺四季，脉气之来，阿阿缓慢，若春之杨柳，谓之顺时。气，即脉气也，脉气如连吞咽而来，即雀啄水漏之脉，脾衰乃见，故曰失也。

实梦歌欢乐，虚争饮食分。

脾实则梦与，故多欢乐而歌唱。脾虚则梦取，故致争竞也。

湿多成五泻，肠走若雷奔。

五泄者，胃泄、脾泄、大肠泄、小肠泄、大瘕泄也，五十七难言之详矣。雷奔者，肠走鸣也，虚寒相薄，则为肠鸣。

痞气冬为积，皮黄四体昏。

经曰：脾之积名曰痞气，在胃脘覆大如盘，久而不愈，令人四肢不收，致发黄疸，饮食不消，肌肤黄瘦。以冬壬癸日得之，何以言之？肝病传脾，脾当传肾，肾以冬适旺，旺者不受邪，脾复欲还肝，肝不肯受，故留结为积，故知痞气，以冬壬癸日得之也。

二斤十四两，三斗五升存。

胃重二斤十四两，盛谷二斗，水一斗五升。此歌言脾，今并及胃者，脾胃相连故耳。

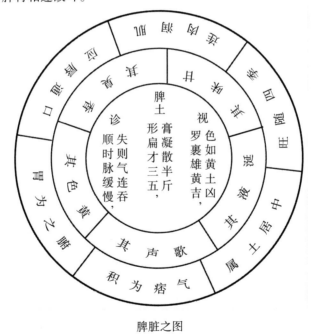

脾脏之图

脾脉见于三部歌

三部俱缓脾家热，口臭胃翻肠呕逆。

　　缓为阴脉，诸阴为寒，今缓脉见于三部，而叔和以为脾家热者，何也？然缓脉属土，土能制水，水衰则火必独炎，所以脾家有热，脾气通于口，脾热则口臭也。脾胃相连，而虚热上壅，故胃家翻腾而常带呕逆也。

　　齿肿断宣注气缠，寒热时时少心力。

　　齿肿，齿下肉浮肿也。断宣，牙齿宣露也。胃经入于下齿，胃热则齿肿。断宣热在肌肉，故注气缠；火来土位，故时时寒热，相并而少心力也。

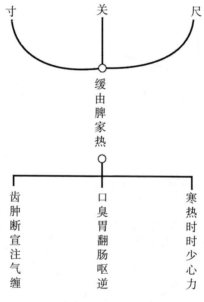

脾脉见于三部之图

脾脉歌

　　脾脉实兼浮，消中脾胃虚。口干饶饮水，多食亦肌虚。

　　脾脉实而浮，是土中有火，火能化物，故消中而脾胃皆虚。脾气通于口，土受火邪，则湿者燥矣，虽饮水而口亦干，虽多食而肌亦虚，由其不能荣身故也。

单滑脾家热，口气气多粗。

胃行气，胃热则气粗。今言脾家者，脾胃相连也。

涩即非多食，食不作肌肤。

涩为肺脉，见于脾部，是子来母位，实邪为患，故能多食。不多食，则肌肉消瘦矣。

微浮伤客热，来去作微疏。

脾脉微浮，乃他经之热相干，非本经正病也。虽热不久困，或来或去，而渐至微疏，脾胃安而客热自止矣。

有紧脾家痛，仍兼筋急拘。欲吐即不吐，冲冲未得疏。

紧乃肝脉，肝脉见于脾部，则木来克土而作疼痛，土被木克则衰，土衰则木失培养，筋故拘急，欲吐不吐，即呕逆也。呕逆则气扰乱于胸中，而冲冲未得苏快也。

若弦肝气盛，妨食被讥谋。

脾部脉弦，乃肝木之气有余，来克脾土，脾土衰则不能磨谷消食，故妨于食也；被讥谋者，被肝邪为害也。

大实心中痛，如邪勿带符。

脾脉大实，乃土中有火，火性上炎，心位脾上，故曰中作痛。脾部脉见大实而心中作痛，知之者少，如有邪祟为患，当知泻脾火，则心病自愈，何必带符以祛邪祟哉？

溢关涎出口，风中见羁孤。

脾脉溢关而涌于寸部，主本脏之液从口而出，其因由于脾家中风所作。羁者，绊也，伤也。脾为孤脏而受风伤，故曰羁孤。

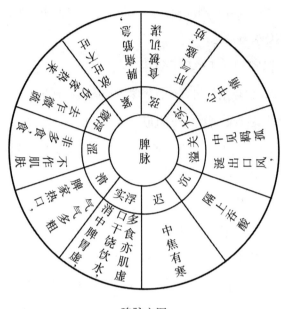

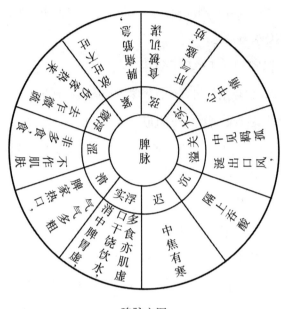

脾脉之图

卷之三

七表八里脉总论

七表者，浮芤滑实弦紧洪也。八里者，微沉缓涩迟伏濡弱也。七表，阳也；八里，阴也。表脉多见于左，而客随主变，里脉多见于右，而主随客变。左手三部所主，温、风、寒也。温、风、寒，病得于外。右手三部所主，燥、湿、暑也。燥、湿、暑，病生于内。此脉法之大概，及其互相变见，或表脉见之于右，或里脉见之于左，或阴阳更相乘，或阴阳更相伏，或一脉为十变，脉理精微，非一言可尽。然其要不起乎阴阳五行而已。表脉有七，里脉有八，共十五脉也。五行分之，各得三脉，三五一十五也。浮、涩、弱属金，弦、紧、伏属木，滑、沉、濡属水，芤、实、洪属火，微、缓、迟属土，每三部俱有轻重之分。至于五行当更相平，一有不平，病即见焉。或曰：谓内伤则善矣，谓外感莫或之当耶。殊不知天地之间，六气依于五运，人身即小天地，外邪所感，莫不从其类而见焉。假令外感风湿，则木火有余而土金不足，水不能制乎火矣。外感乃外邪所感，致五行不平也。内伤乃五内自伤，五行自不能平也。先明金水木火土之理，次察虚实贼微正之邪，更复辨其部，分之浮、中、沉，而又当详审乎主脉、客脉之相合。何为主？弦、洪、涩、缓、沉是也。何为客？本部不应得之脉皆客也。能如是，然后内伤外感主客标本之病，是者是，非者非，夫何差错之有？

七表脉交变略例论

洁古曰：七表脉者，是客邪来伤主，乃阴乘阳也。其证若身热恶寒，是外阳而内阴见也。七表脉，但热而不恶寒者，是内外皆阳也。七表证自汗恶风，却得八里脉者，当用麻黄桂枝各半汤。如八里证自汗恶风，得七表脉，亦用桂枝麻黄各半汤。有汗不恶风者，黄芪白术黄芩汤。无汗不恶寒者，葱豉汤。脉如浮滑而长为三阳，禁不可发汗。经曰：阳盛阴虚，汗出而死也。仲景曰：脉浮当汗三阳。当汗者，谓阳中有阴。夫表者，是阳分也。脉浮亦阳分也。浮脉，客阴也，故当发汗，且阳中有阴者，阳乃荣卫之分，客阴自外而入居之，故宜耗出而发去之。经曰：在上者因而越之，此说非谓阳中有形迹之阴，是阳中客邪之阴居其表也。夫三阳之表，是三阳标也。无形经络受客阴，乃表之表也，为阳中阳分也，宜发去客阴之邪，故前说阳中有阴，当汗。若是三阳之里，是三阳本也。主有形，受邪膀胱，与胃是也，既受在有形之处，惟宜利小便下，大便则愈。此乃阳中之阴也。此说言主，前说言客，若不穷主客邪正之理，必伤人命。三阴当下者，夫三阴者脏也。外有所主，内无所受。所主者，皮毛血脉，肌肉筋骨，而无所受者。无所受，盛也。在三阴经络中有邪者，是为无形，乃阴中之阳，可汗而已，是经络无形受客邪，当发汗去之，为三阴标之病也。三阴本者，脏也，盛则终归于胃，是有形病也。当自各经络中，药入胃去之，此乃三阴当下也。是为阴中之阴，可下而愈。此为主之阴，非是客邪之阴也。夫客主共，论阴中有阳，当下去之者，阴中者主也。有阳者，客邪也。言阴经中受阳邪，染于有形物中不得出者，可下，略说。八里，乃阳乘阴也。其证身凉、四肢厥、恶热，是外阴而内阳也。但寒不热不渴者，是内外皆阴也。仲景云：厥深热亦深，厥微热亦微。口伤烂赤，因发汗得之。夫七表、八里、发汗、吐下，治伤寒，必当仔细论之。七表、八里互相交变，乃坏证来。理脉中一说，六脉交变，浮、滑、长为三阳，乃阳中有阴。沉、涩、短为三阴，乃阴中有阳。当审察表里，分其内外，以辨虚实，治从标本，万举万当。夫标本者，太阴有标本之化，少阴亦然。太阳标热，而本寒从此生七表，太阴标寒，而本热从此生八里。太阴标本皆阴，少阳标本皆阳，惟阳明与厥阴，不从标本，从乎中也。此举六气之标本也。叔和所载者，是七表八里、九道脉诀、二十四道脉之标本也，有皆从标从本从乎中，假令太阳少阴，各有标本之化，太阳脉浮，少阴脉沉，此乃浮沉交。

《内经》曰：若从标本论之，是为长短交。长以发汗，短以下长，曰阳明短，曰太阴长者。阳明当解表，利小便；短者，太阴当下，土郁则夺之，令无壅碍，故长脉发之；短脉下之者，是滑与涩交，滑居寸而热，涩居尺而寒，滑居尺而热，涩尺寸而寒，涩脉居尺寸，皆损气，滑居尺寸皆助阴阳。《内经》曰：脉滑曰生，脉涩曰死，此是三阴三阳，变化表里。略举数端，随脉条下，尽穷其理。有不尽者，于各部脉说内详之。

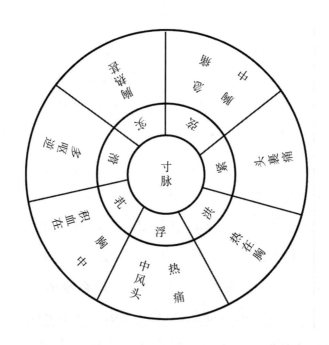

七表寸部脉图

凡此七变，或虚或实，或补或泻，皆治在上焦。此寸脉主上部，法天，主膈以上至头之有疾也。

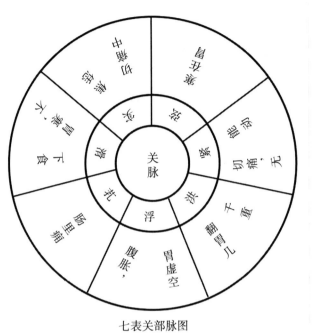

七表关部脉图

凡此七变，或虚或实，或补或泻，皆治在中焦。此关脉主中部，法人，主胸以下至脐之有疾也。

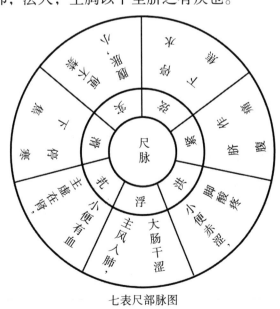

七表尺部脉图

凡此七变，或虚或实，或补或泻，皆治在下焦。此尺脉主下部，法地，主脐下至足之有疾也。

七表脉

○ 一浮者，阳也，指下寻之不足，举之有余，再再寻之，如太过曰浮。主咳嗽气促，冷汗自出，背膊劳倦，夜卧不安。

浮，阳金也，按之不足，阴不足也，举之有余，阳太过也。《内经》曰：寒伤形，热伤气，肺主气，受热则伤，伤则咳嗽气促。气为卫，卫，守护也，气不能守护，冷汗所以自出。洁古曰：治则宜小柴胡汤主之。

歌曰：

按之不足举之余，再再寻之指下浮，脏中积冷荣中热，欲得生精用补虚。

诊脉之法，在内者沉取，按而得之，在外者浮取，举而得之，有余为热，不足为寒。今按之不足，脏中积冷也；举之有余，荣中有热也。阴不足而阳有余，治之宜地骨皮散。

又歌曰：

寸浮中风头热痛。

左寸主脉洪火，外感风邪，客脉浮金，火金相合，火能克金，金虚则木盛，故中风而头热作痛。右手主脉涩金，外感风邪，客脉浮金，主客皆金，浮金属阳，阳有余则热，热能伤气，金反亏而木反盛，亦中风而头热作痛。洁古曰：太阳中风头痛，有汗脉浮缓，桂枝汤；无汗脉浮紧，麻黄汤。风在上焦，如太阳头痛，汗出，转阳明头痛，白虎汤；少阳头痛，小柴胡汤；太阳头痛，羌活汤。

关浮腹胀胃虚空。

左关主脉弦木，客脉浮金，木金相合，本为贼邪，然二者皆阳，阳之性热，金畏热，于是金反虚而木反盛矣，木盛则能克土，致令胃中空虚，腹作胀满。右关主脉缓土，客脉浮金，土中有金，本为实邪而胃反虚者，何耶？然浮为阳金，阳盛则热，热则金不能克木，木盛而客土，土受木克，金乃有病之子，不能复母之难，故母被他殃，胃中亦致空虚，腹作胀满，治以调中汤主之。

尺部见之风入肺，大肠干涩故难通。

左尺主脉沉水，客脉浮金，水金相合，母令子虚，子虚则水衰矣，水即衰，则金无所恃，由是木火盛而侮金，故风入肺。尺部主脐下至足之有疾，大肠乃肺之腑而居脐下，又风能胜湿，故大肠干涩，而大便莫能通焉。右尺主脉相火，客脉浮金，金火相合，金无胜火之理，金必自伤，故风不在于命门，而在于肺，大肠所以干涩而难通。风在下焦，治之以七圣丸。

二芤者，阳也，指下寻之，两头即有，中间全无曰芤。主淋沥，气入小肠。

芤，阳火也。洁古曰：弦浮无力，按之中央空，两边有曰芤。芤主失血，手足太阳皆血多气少，故主病淋沥，气入小肠，脱血病者，皆从太阳之说，在寸口则吐血，在下则泻血，在中者缓之。

歌曰：

指下寻之中且虚，邪风透入小肠居，病时淋沥兼疼痛，大作汤圆必自除。

大作，多制也。汤，煎剂也。圆，丸药也。云岐子云：芤主血凝而不流，凡人之十二经络以应沟渠，是荣卫血气不散，不能盈满经络，故见芤脉，主淋沥小便脓及血，当大作汤圆也。四物汤、地黄丸补之，桃仁承气汤泻之，一云大柴胡汤，如秘加大黄。

又歌曰：

寸芤积血在胸中。

左寸主脉洪火，客脉芤火，二火相合，其热必甚。大抵血凝则热，主积血于胸中。右寸主脉涩金，客脉芤火，金火相合，金必受伤。金属气，火属血，血者气之配，气升血亦升，气降血亦降，气伤则血凝，亦主积血在胸中。治之以犀角地黄汤，血在上焦故也。

关内逢芤肠里痈。

左关主脉弦木，客脉芤火，木火相合，木挟火而侮金，是肺先受邪，传入大肠。右关主脉缓土，客脉芤火，土火相合，土中有火而不能生金，所以大肠成痈。治之以桃仁承气汤，血在中焦故也。

尺部见之虚在肾，小便遗沥血凝脓。

左尺主脉沉水，客脉芤火。水火相合，水中有火，故虚在肾，肾虚则小便遗沥而血凝脓。右尺主脉相火，客脉芤火，二火相合，火盛则水干，故虚亦在肾。积血在下，治以抵当丸、抵当汤，或加减桃仁汤。

三滑者，阳也。指下寻之，三关如珠动，按之即伏，不进不退曰滑。四肢困弊，脚手酸疼，小便赤涩。

滑，阳水也。三关，寸关尺也。

歌曰：

滑脉如珠号曰阳，腰间生气透前肠。胫酸只为生寒热，大泻三焦必得康。

云岐子曰：夫小便赤涩，腰中生气，是命门所生，其脉流利，数而疾，大承气汤主之。洁古云：腰间生气者，命门也。透前肠者，膀胱经也。命门三焦陷于前肠，故小便不通，大便秘涩，热多寒少，故宜泻以辛寒，大承气主之。

又歌曰：

滑脉居寸多呕逆。

左寸主脉洪火，客脉滑水，火水相合，主多呕逆，右寸主脉涩金，客脉滑水，金水相合，气壅而作呕逆。治之以生姜半夏汤主之。

关滑胃寒不下食。

左关主脉弦木，客脉滑水，木水相合，水挟木而侮土，故胃寒不食。右关主脉缓土，客脉滑水，土水相合，中虚不能下食，春夏平胃散，秋冬理中丸主之。如有表者，小柴胡加桂半夏汤主之，寒在下焦。

尺部见之脐似冰，饮水下焦声沥沥。

左尺主脉沉水，客脉滑水，二水相合，寒结膀胱，故脐下似冰，水聚于下而不上济于火，故欲饮水；水停下焦，不能引于各脏，故沥沥作声。右尺主脉相火客脉滑水，火水相合，水胜火，故脐下似冰，相火原系水中之火，不能全胜，故欲饮而作声。治以附子四逆汤。

○ 四实者，阳也。指下寻之不绝，举之有余，曰实。主伏阳在内，脾虚不食，四体劳倦。

解见实脉歌下。

歌曰：

实脉寻之举有余，伏阳蒸内致脾虚。食少只缘生胃壅，温和汤药乃痊除。

伏，伏藏也。阳伏于内，则寒固于外而内热熏蒸，热盛则伤金，金受伤则虚，虚则不能平木，木盛则克土，故致脾胃虚，脾热致胃亦热，胃热主壅，所以食少。温和汤药，乃平胃散也。

又歌曰：

实脉关前胸热甚。

左寸主脉洪火，客脉实火，二火相合阳气有余，胸中热甚。右寸主脉涩金客脉实火，金火相合，胸中金被火克而热甚。凉膈散主之。

当关切痛中焦恁。

左关主脉弦木，客脉实火，木火相合，治之以调胃承气汤主之。中焦有风有热，故切痛，右关主脉缓土，客脉实火，土火相合，胃中虚热切痛。

尺部如绳应指来，腹胀小便应不禁。

左尺主脉沉水，客脉实火，水火相合，水能胜火，治之以干姜附子汤。右尺主脉相火，客脉实火，二火相合，致令腹胀而小便不禁，治之以大承气汤。

⊜ 五弦者，阳也。指下寻之不足，举之有余，状若筝弦，时时带数，曰弦。主劳风乏力，盗汗多生，手足酸疼，皮毛槁枯。

弦者，阳木也。洁古曰：弦脉五脏俱伤，盖木克土故也。

歌曰：

弦脉为阳状若弦，四肢更被气相煎。三度解劳方始退，常须固济下丹田。

弦之为脉，状若筝弦，紧而且急。弦属木，木能克土，脾属土而主四肢，故四肢被阳木之气相煎，丹田者在脐下三寸，乃阴阳之门户。人身之根本，精神藏聚须扶阳抑阴，固济丹田，治之以八味丸。

又歌曰：

寸部脉紧一条弦，胸中急痛状绳牵。

左寸主脉洪火，客脉弦木，火木相合，木挟火而欲侮金，金木交战于胸中，致合急痛，状若绳牵，牵即急痛也。右寸主脉涩金，客脉弦木，金木相合，是知金虚而木来乘之，金能胜木，木不与金胜，所以胸中急痛，治以小柴胡汤主之。

关中有弦寒在胃。

左关主客皆系弦脉，是知阳木之气有余，善克阳土，戊化火而木热，被木气大伤，热者寒矣。右关主脉缓土，客脉弦木，土木相合，胃中有寒，治之以附子理中丸。

下焦停水满丹田。

左尺主脉沉水，客脉弦木，水木相合，水中有木，则水挟木势而不畏土，土畏木势不能制水，致停水满于丹田。右尺主脉相火，客脉弦木，火木相合，火虚不能生土制水，亦令停水于丹田，治以木附汤。

○ 六紧者，阳也。指下寻之，三关通度，按之有余，举指甚数，状若洪弦曰紧。主风气伏阳上冲，化为狂病[①]。

紧，阳木也。洁古曰：此太阳、少阳相合，主伏阳上冲而为狂病。治之之法，宜以黄连泻心汤。此言深为得理，学者宜玩味之。

歌曰：

紧脉三关数又弦，上来风是正根源，忽然狂语人惊

---

① 狂病：原书缺，据《王叔和脉经·七表》补。

怕，不遇良医不得痊。

洁古云：此是三阳合病，紧数，太阳也；弦多，少阳也；狂言，阳明也。故实则谵语，云岐子曰，其脉洪紧而实，阳气有余之象。主热，即生风，发作狂语，可用小承气汤主之。

又歌曰：

紧脉关前头里痛。

左寸主脉洪火，客脉紧木，火木相合，是知火助木而生风，风热在上，故主头痛。右寸主脉涩金，客脉紧木，金木相合，是知金虚不能平木，亦作头痛。洁古曰：诸头痛皆属三阳，太阳头痛，羌活汤主之，必愈。入腑，大承气汤下之。少阳头痛在经，小柴胡汤主之。入腑，小承气汤下之。阳明头痛在经，白虎汤治之愈。入腑，调胃承气汤下之。其脉弦而头痛者，内外也，大柴胡汤主之，紧在上焦。

到关切痛无能动。

左关主脉弦木，客脉紧木，二木相合，木盛克土，所以作痛。右关主脉缓土，客脉紧木，木土相合，木来克土而切痛。治之以芍药汤。

隐指寥寥入尺来，激结绕脐常手捧。

激结，疼痛之状也。左尺主脉沉水，客脉紧木，水木相合，水中有木，土莫能制，风寒在于下焦，治之以桂枝芍药汤。不已，风寒湿在于脾肾，术附汤主之。右尺主脉相火，客脉紧木，火木相合，风热在于下焦而作痛，治法不可同左。

○七洪者，阳也。指下寻之极大，举之有余曰洪。主头痛，四肢浮热，大肠不通，燥粪结涩，口干，遍身疼痛。

洪者，阳火也。洁古云：洪脉者，按之实，举之盛。洪者，阳太过，阴不及，主头痛，四肢热，大便难，小便赤涩，夜卧不安，治法，阳症下之则愈，如下之，随症虚实有大承气汤，有小承气汤，有大柴胡汤，桃仁汤，随症用之。此症有两议，或按之无，举之盛，当解表，不可下。经言脉浮不可下，下之则死。脉沉当下之，下之则愈。脉浮为在表，脉沉为在里。

歌曰：

洪脉根源本是阳，遇其季夏自然昌。若逢秋季及冬季，发汗通肠始得凉。

池氏曰：洪脉属阳旺于夏，乃心经之本脉，其脉太甚则生热风，如至六月，心火渐退，得脾土堰①之，其热自退。如遇九月十二月，其伏阳在内，外受风热，乃表里皆热，须发其汗，或疏通肠胃，方得热气退散。云岐子曰：其脉举按皆盛，本为相火之象。发汗从表，通肠从里，从表宜麻黄汤，从里宜大承气汤。仲景云：谓身体疼痛，主夏得洪大脉，知其病瘥也。通肠七宣丸、七圣丸、大柴胡汤、大承气汤选用之。

又歌曰：

洪脉关前热在胸。

左寸主客之脉，皆系洪火，同心相合，胸中大热，凉膈散加减用之。右寸主脉涩金，客脉洪火，金火相合，火盛金衰，乃热伤肺气。连翘汤主之，或凉膈散，临症随意选用。

到关翻胃几千重。

---

① 堰：堤坝。

左关主脉弦木，客脉洪火，木火相合，风热侵胃，食不停而长吐。右关主脉缓土，客脉洪火，土火相合，胃中热甚，亦致翻胃，调中汤加减用之，但凉药不可遽速。

更向尺中还若是，小便赤涩脚酸疼。

左尺主脉沉水，客脉洪火，水火相合，水能克火，但洪乃太阳之火，水莫能克，水处盛乡，火亦不能致水全涸，故小便赤涩，脚作酸疼。右尺主脉相火，客脉洪火，主客皆火，洪火一见，相火不得用事，三焦失决渎之任，小便赤涩，脚作酸疼，右热甚于左。泽泻散加减用之。

以上七表之脉，虽皆属阳。然阳中有阴，有用热药者，不可执一不通，以致误病。

八里脉交变略例论

洁古曰：八里脉者，乃右手三部寸关尺受邪者也。阳乘阴也，是微、沉、缓、涩、迟、伏、濡、弱八里脉也。有里之表，乃三阴经络络称标之名也。有里之里者，乃三阴之本，脾肾肝总称之名也。且三阴标者，为阴中之阳；本者，为阴中之阴也。盛则归于胃土，乃邪染有形。故里之表，是阴中之阳，当溃形以为汗，宜发之，主宜缓。里之里，是阴中之阴分也，当急下之。客宜急，是知诸中客邪，当急。诸主自病，当缓。前说七表，乃春夏具三阳。后说八里，乃秋冬具三阴。经中论反交错生疾，得本位以常法治，中互相为病，当推移所在主客，相合脉证，依缓急治之。假令恶寒者，里之表也，当与麻黄附子细辛汤缓发之，是渍形以为汗也。如不恶风寒而反欲去衣，身凉，面目赤，四肢逆，数日不大便，小便赤涩，引饮，身静重如山，谵语昏冒，脉沉细而疾数者，是足少阴经反受火邪也，是里之里。病乃阴中之阴，阳邪也。此客邪当速急下去之，以大承气汤除之。今将七表脉有下者，八里脉有汗者，七表脉有汗者，八里脉有下者，此四论为古今之则于七表脉论，八里脉论内交互说之。更有脉与证相杂之法，当取仲景内桂枝脉得麻黄证，或麻黄脉得桂枝证，适用麻黄桂枝各半汤。如桂枝证二停，麻黄脉一停，当用桂枝二麻黄一汤法。或麻黄证二停，桂枝脉一停，当用麻黄二桂枝一汤法。更有麻黄脉桂枝证，取脉为主，脉便为二停，证为一停，用麻黄二桂枝一汤治之。或桂枝脉麻黄证，亦脉为二停，证作一停，用桂枝二麻黄一汤治之。大抵圣人谓脉者，司人之命，故以脉为主，多从脉而少从证也。举世脉证交互二法，是不合全从于脉，亦不合不从于证。如合证，当两取之。如证在交变法中，只合从脉，不从证也。然亦不拘，亦当临时消息传受，递从元证来理所投去处没天之时令，且七表有下者，为内外皆阳，缓下。八里有汗者，为内外皆阴，缓汗。七表有汗者，为外阳而内阴，急汗。八里有下者，为内阳而外阴，急下。故《素问》说标本之化，立四因之法，为此一说也。表里标本之化，七表论内说之。

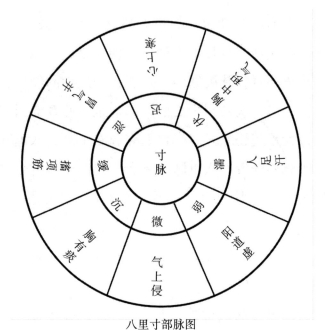

八里寸部脉图

凡此八者，或虚，或实，或补，或泻，皆治在上焦，乃上部

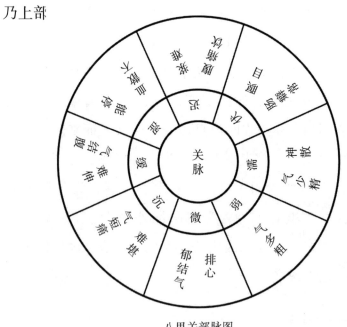

八里关部脉图

凡此八者或虚或实，或补或泻皆治在中焦，乃中部之八法也。

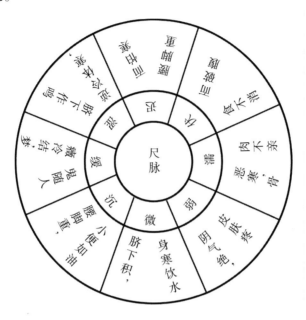

八里尺部脉图

凡此八者，或虚或实，或补或泻，皆治在下焦，乃下部之八法也。

八里脉

⌒ 一微者，阴也。指下寻之，往来极微，再再寻之，若有若无曰微。主败血不止，面色无光。

微，阴土也。洁古曰：微脉法象秋冬，在阴为惨。阴太过，阳不及，是血不能守，水胜火也。血不止者，治之以香芎汤。

歌曰：

指下寻之有若无，漩之败血小肠居。崩中日久为白带，漏下多时骨木枯。

　　洁古曰：此肾气有余，命门不足，当补命门。命门者，男子藏精，女子系胞。崩中白带下者，命门败也。经水崩下，谓之骨木枯，治妇人伏龙肝散主之，是为血不能守，水胜火也。又云：血去精亡，筋骨皆损。骨空而无髓，骨不从于筋，筋骨损而形枯也。经曰：阴成形养血补虚，宜当归芍药汤主之。

　　又歌曰：

　　微脉关前气上侵。

　　左寸主脉洪火，客脉微土，火土相合，逆气上冲。右寸主脉涩金，客脉微土，金土相合，阴盛阳虚，吸不至于肾肝，可用膈气散主之。微在上焦，又云：肺气上冲，当以补肺散主之，又治劳嗽。

　　当关郁结气排心。

　　左关主脉弦木，客脉微土，土乘木位，则木郁结而不舒。右关主脉缓土，客脉微土，二土相合，则聚而不散，皆土邪郁结之气为患，而上排于心，匀气散主之。

　　尺部见之脐下积，身寒饮水即呻吟。

　　脐下积，奔豚之气也。左尺主脉沉水，客脉微土，水土相合，阴气太盛，故身寒；土能克水，故欲饮；呻吟，肾之声也，肾病则呻吟。右尺主脉相火，客脉微土，火土相合，阴盛阳衰，治之以二气丹。

　　〇二沉者，阴也。指下寻之似有，举之全无，缓度三关状如烂棉曰沉。主气胀两胁，手足时冷。

　　沉，阴水也。沉脉贴筋附骨，阴气厥逆，阳气不舒之候，主虚气冲心闷而不痛，建胃理中汤、建中汤主之。手足冷，治之以八物汤。

歌曰：

按之似有举还无，气满三焦脏腑虚。冷气不调三部壅，通肠建胃始能除。

按之似有，举之还无，沉也。三焦，上中下三焦部位也。气满于三焦部位，而不运于脏腑经络。气虚，则寒气不调而三部壅滞。三焦赖胃中谷气以资生，通肠以推其旧，建胃以纳其新。三焦之气，始得充达而脉不沉矣。通肠局方温白丸主之，建胃、理中汤主之。

又歌曰：

寸脉沉兮胸有痰。

左寸主脉洪火，客脉沉水，火水相合，变为痰实。右寸主脉涩金，客脉沉水，金水相合，留滞胸中，亦变为痰。治以化痰玉壶丸中加雄黄，或半夏丸。

当关气短痛难堪。

左关主脉弦木，客脉沉水，木水相合，引寒入胃。右关主脉缓土，客脉沉水，土水相合，中焦有寒即痛。可以止痛丸，或橘皮半夏汤主之。

若在尺中腰脚重，小便稠数色如泔。

左尺主客之脉，俱系沉水，寒气有余。有尺主脉相火，客脉沉水，火水相合，水克火而寒盛，命门三焦败而虚，故小便之色如泔。八味丸加桂附治之，一法用黄芪丸主之。稠，浓浊也，小便浓浊，其色如泔。

〇 三缓者，阴也。指下寻之，往来迟缓。小于迟脉曰缓，主四肢烦满，气促不安。

缓，阴土也。洁古曰：证在太阳，风伤卫，当服桂枝汤。一云：

四肢烦满，气促不安，枳术汤主之。

歌曰：

来往寻之状若迟，肾间生气耳鸣时。邪风积气来冲背，脑后三针痛即移。

太阳中风，脉缓，颈项强急，难以转侧，可针风池、风府、隐白三穴，再服桂枝汤，则痛可移也。若缓大者，属脾脉。

又歌曰：

缓脉关前搐项筋。

左寸主脉洪火，客脉缓土，火土相合，火中有土而不畏水，则火甚而伤金。火甚则热，热即主风，风多从风府而入，故项筋紧急。右寸主脉涩金，客脉缓土，金土相合，金虚不能平木，风邪伤卫，故搐项筋。可用桂枝汤。不已，葛根汤，或羌活汤。

当关气结腹难伸。

左关主脉弦木，客脉缓土，木土相合，肝虚湿盛，治当补肝除湿。右关主客之脉，皆系缓土，脾湿太盛，胃亦受伤。七气汤主之，或建中汤主之。腹难伸者，温白丸主之。

尺上若逢癥结冷，夜间常梦鬼随人。

左尺主脉沉水，客脉缓土，水土相合，故成寒病，阴盛则梦鬼随。右尺主脉相火，客脉缓土，火土相合，阴土气盛，相火不能用事，冷气结精，下元冷极，所以夜梦阴鬼相随。治宜以桂枝汤加干姜汤主之。

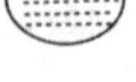四涩者，阴也。指下寻之似有，举之全无。前虚后实，无复次第曰涩。主遍身疼痛，女子有孕。胎痛无孕，败血为病。

涩，阴金也。涩脉，是精气血皆伤。

歌曰：

涩脉如刀刮竹行，丈夫有此号伤精。妇人有孕胎中病，无孕还须败血成。

洁古曰：涩主亡血失精。妇人孕病，或带下赤白，或败血。圣惠方乌金散治败血，局方四物汤、地黄丸，失精权道药，龙骨丸主之。

又歌曰：

涩脉关气胃气并。

左寸主脉洪火，客脉涩金，金来乘火，是知火不足而金侮之，故胃气并于上。右寸主客之脉皆系涩金，金有余则土实，胃气亦并于上。治之以匀气散，或利膈丸、桔梗汤。

当关血散不能停。

左关主脉弦木，客脉涩金，木金相合，血散不停。右关主脉缓土，客脉涩金，金土相合，谓之实邪。金气损伤万物，土中有金，不能统血，故亦主血散不停。治之以温经丸。如胃不利，调中丸主之。

尺部如斯逢逆冷，体寒脐下作雷鸣。

左尺主脉沉水，客脉涩金，水金相合，阴气盛而阳气虚，故为逆冷。右尺主脉相火，客脉涩金，火金相合，阳气内虚，阴气有余，故致逆冷，虚寒相抟，肠中作鸣。治之以荜澄茄散，或五补丸。

〇五迟者，阴也。指下寻之，重手乃得，隐隐曰迟。主肾虚不安。

迟，阴土也。阴盛阳衰，则荣卫凝滞。血气痞阻，故脉一息而三至，是为迟也。心肾相交，犹水火之相济。今阳衰，则心气不能下降以交乎肾。阴盛则肾气虚併而元脏不能荣，故三焦闭结，荣卫稽留，其为病，必冷汗出，肢节痛，肌肤黑瘦，体寒腹痛。

歌曰：

迟脉人逢状且难，遇其季夏不能痊。神工诊得知时候，道是脾来水必干。

洁古曰：迟，阴也。季夏，阳也。此证为失时反候，阳盛阴虚，治之宜泻心肺，补肝肾。泻心者，导赤散。补肾者，地黄丸。季夏见迟脉，是土克水也，故不能痊。

又歌曰：

寸口脉迟心上寒。

左寸主脉洪火，客脉迟土，火土相合，阴来乘阳。右寸主脉涩金，客脉迟土，金土相合，土焦寒湿，故曰心上有寒。治之以橘皮丸，不已术附汤。

当关腹痛饮浆难。

左关主脉弦木，客脉迟土，木土相合，腹中痛甚。右关主脉缓土，客脉迟土，二土相合，阴寒太过，腹中作痛。桂枝加附子汤。

流入尺中腰脚重，厚衣重覆也嫌单。

左尺主脉沉水，客脉迟土，水土相合，寒湿在下。右尺主脉相火，客脉迟土，火土相合，阴盛阳虚。可用附子理中汤。

○六伏者，阴也。指下寻之似有，呼吸定息全无。再再寻之，不离三关曰伏。主毒气闭塞三关，四肢沉重，手足时冷。

伏，阴木也。其脉伏而不见，重按寻之方得，其动终不离原。

歌曰：

阴毒伏气切三焦，不动荣家气不调。不问春秋与冬夏，徐徐发汗始能消。

池氏曰：积阴冷毒之气，而伏滞于三焦，致卫气不调，荣血不行，三焦之气闭塞。若有此症，不必问四季，须是发散通其三焦，其病可除。洁古曰：渍形以为汗，麻黄附子细辛汤，或秋冬以升麻汤，春夏以麻黄汤，当缓与之。经曰：阴盛阳虚汗则愈。

又歌曰：

积气胸中寸脉伏。

左寸主脉洪火，客脉伏木，火木相合，阴来乘阳，主胸中积气。右寸主脉涩金，客脉伏木，金木相合，主怒气停于胸中。治之以沉香丸。

当关肠癖常瞑目。

左关主脉弦木，客脉伏木，二木同宫，风邪为患。右关主脉缓土，客脉伏木，土木相合，主中焦气聚而不散，乃风湿之气，左右皆主肠癖瞑目。治之以三膈宽中散。

尺部见之食不消，坐卧非安还破腹。

左尺主脉沉水，客脉伏木，水木相合，风寒在下。右尺主脉相火，客脉伏木，火木相合，木盛克土。两尺脉伏，皆致破腹而坐卧不安，治之以四白汤。

◯ 七濡者，阴也。指下寻之似有，再再还来，按之依前却去，曰濡。主少力，五心烦热，脑转耳鸣，下元极冷。

濡者，阴金也。

歌曰：

按之似有举之无，髓海丹田定已枯。四体骨蒸劳热甚，脏腑终传命必殂。

洁古曰：髓者，肾之主。四体骨蒸者，肾气衰绝。终传者，七传也。土来克水，命必殂也。

又歌曰：

濡脉关前人足汗。

足，多也。左寸主脉洪火，客脉濡金，火金相合，气虚不能卫外，故多汗。右寸主脉涩金，客脉濡金，二金相合，亦主多汗。

当关气少精神散。

左关主脉弦木，客脉濡金，木金相合，木不能荫子顾母而精神散也。右关主脉缓土，客脉濡金，土金相合，土顾金而不复母仇，金有土而不为子荫，致令精神散失。治之以四君子汤加茯神。

尺部绵绵即恶寒，骨与肉疏都不管。

绵绵，濡貌。恶寒，阳脱也。左尺主脉沉水，客脉濡金，水金相合，心不生血，肝不藏之，脾不统矣。骨自骨而肉自肉，何相管摄之有？右尺主脉相火，客脉濡金，火金相合，气已耗散，骨肉焉得相亲？此系死脉，故无治法。

🔘 八弱者，阴也。指下寻之如烂棉相似，轻手乃得，重手稍无，怏怏不前曰弱。主气居于表，生产后客风面肿。

弱，阴金也。表，皮肤也。

歌曰：

三关怏怏不能前，只为风邪与气连。少年得此须忧重，老弱逢之病即痊。

洁古曰：脉若烂棉者，阳气弱也，以应秋毛之脉，气血多伤。

快快者，轻手乃得，不前者，重手稍无是也。少年得此须忧重者，乃春夏也。此时当洪大而有力，今反无力而不前，故其忧重也。是春夏为逆，秋冬为顺，老弱逢之病即痊。老弱者，乃秋冬也，秋冬脉当浮毛，故为顺。

又歌曰：

关前弱脉阳道虚。

左寸主脉洪火，客脉弱金，火金相合，心气虚也。右寸主脉涩金，客脉弱金，二金相合，其性皆系阴金，阳道所以虚也。治之以五补丸为久补，四逆汤急治之。

关中有此气多疏。

左关主脉弦木，客脉弱金，木金相合，肝气虚乏。右关主脉缓土，客脉弱金，土金相合，气多疏散。治之以益黄散、平胃散，选用之，二方皆治右弱。

若在尺中阴气绝，酸疼引变上皮肤。

左尺主脉沉水，客脉弱金，水金相合，金弱不能生水，而肾气内绝，阳散于外。右尺主脉相火，客脉弱金，火金相合，阳盛阴绝，酸疼引于皮肤。是三焦孤阳，不能独守，离其原也，无可治之法。

九道脉法论

云岐子曰：九道脉者，从天地九数之理说也。经曰：善言天者，必有应于人，是以天有九星，地有九州，人有九脏，亦有九野，故立九道脉，以应天地阴阳之法也。以"长"为乾，清阳发腠理。以"短"为坤，浊阴归六腑。以"虚"为离，心中惊则血衰。以"促"为坎，脉进则死，退则生。以"结"为兑，发在脐旁。以"代"为中土，主上中下三元正气。以"牢"为震，前后有水火相乘之气。以"动"为艮，主血山衰。以"细"微巽，主秋金有余。此九道脉，以应九宫九脏之法也。

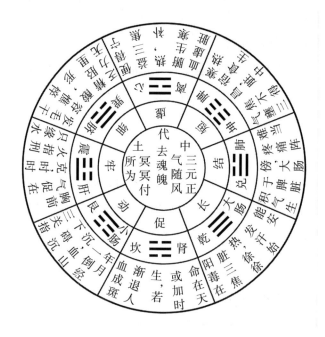

九道脉之图

九道脉

一长者，阳也。指下寻之，三关如持竿之状，举之有余曰长，过于本位亦曰长。主浑身壮热，夜卧不安。

长，不短也，乾之象也。池氏曰：长脉来去不绝，见于左关人迎之位，感于阳邪热毒在心肝二经，传之三焦，其热壅闭，乃阳淫热痰，治之须发其汗，散其阳邪，方得安愈。洁古曰：长法乾，此阳明脉，故尺寸俱长。故身热目疼，鼻干不得卧，当汗，阳化气也。

歌曰：

长脉迢迢度三关，指下将来又却还。阳毒在脏三焦热，徐徐发汗始能安。

云岐曰：阳毒在脏，何由言发汗？非在五脏之本，阳毒之气，在五脏之标。何为五脏之本？肝、心、脾、肺、肾是也。何为五脏之标？皮、毛、血脉、肌肉、筋骨是也。徐徐发汗者，为在标之深远，急则邪不能出，发之以升麻汤，发在阳明标。一法加羌活麻黄中，治法以地骨皮散，治浑身壮热。

○二短者，阴也。指下寻之，不及本位曰短。主四肢，恶汗，腹中生气，宿食不消。

短，不长也，坤之气也。

歌曰：

短脉阴中有伏阳，气壅三焦不得昌。脏中寒食生寒气，大泻通肠必得康。

洁古曰：宿食生寒气，何由通肠？谓阴中伏阳故也，使三焦之气不得通行于上下，故令大泻通肠，使三焦之气宣行于上下，故用巴豆动药也。外药随证见使之，此在长短脉交论内细说之。病久温白丸，新病备息丹。

○三虚者，阴也。指下寻之不足，举之亦然曰虚。主少力多惊，心中恍惚，小儿惊风。

虚，不实也，离之象也。离中虚，火象之，心属火，主血。血虚则脉息难成，惊风，治以泻青丸。

歌曰：

恍惚心中多悸惊，三关定息脉难成。血虚脏腑生烦热，补益三焦便得宁。

虚脉寻之不足，举之亦然，故曰难成。大抵血虚则热，补益三焦，使其气血平和，宜以加减小柴胡汤主之。

四促者，阳也。指下寻之极数，并居寸口曰促。渐加即死，渐退即生。

促，阳脉之极也，坎之象也。脉来数，时一止，复来者，曰促。其脉阳盛而阴不能相和也，渐退则阴生，故得活。

歌曰：

促脉前来已出关，常居寸口血成斑。忽然渐退人生也，若或加时命在天。

洁古曰：升多而不降，前曲后倨，如操带钩曰死。渐退者，以阳得阴则解。加进之者，独阳脱阴，故知命在天也。

五结者，阴也。指下寻之，或来或往，聚而却还曰结。主四肢气闷，连痛时来。

结，阴脉之极也，兑之象也。脉来缓时一止，复来者曰结，其脉阴独盛而阳不能相入也。血留而不行，气滞而不散，故四肢闷痛。

歌曰：

积气生于脾脏旁，大肠疼痛阵难当。只宜稍泻三焦结①，莫谩多方立纪纲。

---

① 结：原书缺，据扫叶山房本补。

脾脏旁，腹之右旁也。兑居西方，故积生于此。大肠属金，金受火邪，乃作疼痛。三焦相火也，稍泻者，因结属阴也。当缓缓下之，勿用寒药急攻。

六代者，阴也。指下寻之，动而复起，再再不能自还曰代。主形容羸瘦，口不能言。

代，更代也。中土象也，其脉动而中止，不能自还，因而复动，由是复止，寻之良久，乃复强起，主羸瘦难言。若暴损气血，以致元气不续而止，难作真伐，犹可治也，以人参黄芪汤。伤寒代者，炙甘草汤。

歌曰：

代脉时时□□苦浮，再而复起似还无。三元正气随风去，魂魄冥冥何所拘。

代脉，中土之象，生上中下三焦正气。风邪害于脾，故云正气随风去也。

七牢者，阴也。指下寻之即无，按之却有曰牢。主骨间疼痛，气居于表。

牢，坚牢也，震之象也。其脉沉而有力，动而不移，主里实表虚。

歌曰：

脉入皮肤辨息难，时时气促在胸前。只缘水火相刑克，欲待痊除更问天。

洁古曰：牢脉，木也。前后有水火，相来之象也。牢为阴助水克火，故云命在天。又曰：水火并于胸，寒热发于表，此为牢脉。

八动者，阴也。指下寻之似有，举之还无，再再寻之，不离其处，不往不来曰动。主四体虚劳，崩中血痢。

动，艮山象也。其脉寻之，既不离其处，又不往不来，有似山止之貌。崩中血痢，治之以赤石脂、禹余粮，赤石脂丸亦主之。

歌曰：

动脉根源气主阴，三关指下碍沉沉。血山一倒经年月，志士名医只可寻。

池氏曰：动在指下，隐隐而见，按之沉沉，如水中一石。轻取之，脉不应指。重按之，微有力而碍指，乃阴虚内损。治之宜养血气，八物汤止之。

〇九细者，阴也。指下寻之，细细似绵。来往极微曰细。主胫酸髓冷，乏力泻精。

细，微眇①也。巽之象也。其脉盖因血冷气虚，不足以充。肾无所养，阴不荣于上，阳不荣于下，阴阳不相守，乏力无精。治法春夏地黄丸，秋冬八味丸主之。

歌曰：

乏力无精胫里酸，形容憔悴发毛干。如逢冬季经霜月，不疗其疴必自瘥。

冬季，非季冬也，乃一冬之总称。经霜月，九月十月也，即立冬之节。其症皆由肾气不足所致。冬主水，故不疗自愈。普济、茴香丸主之。

---

① 眇（miǎo 秒）：细小，微小。

图注脉诀辨真

八四

卷之四

左右手诊脉歌

左右须候四时脉。

凡诊脉，须要先识时脉，然后及于病脉。时脉，谓春三月，六部中俱带弦。夏三月，俱带洪。秋三月，俱带毛。冬三月，俱带沉也。

四十五动为一息。

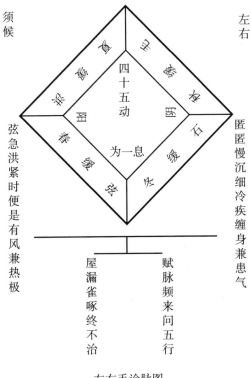

左右手诊脉图

动，脉至也。息，脉止也，非呼吸之息也。

指下弦急洪紧时，便是有风兼热极。

诸阳为热，热生风也。

忽然匿匿慢沉细，冷疾缠身兼患气。

诸阴为寒，冷生气也。

贼脉频来问五行，屋漏雀啄终不治。

贼脉，相克之脉也。五行，金木水火土也。屋漏雀啄，脾衰之脉也。脾属土而居四脏之中，主行水谷之精，通灌四旁，脾衰则见是脉。人无胃气则死，故曰终不治。

六部脉数通论

洁古曰：左右手各列五脏六腑之位，或有至数多而言寒，或有至数少而言热，各随部分，推其传变逆顺，是知不拘。数，则为热；迟，则为寒。夫脉乃五行之数，各有生成之用。相克之数，木得金而伐，火得水而灭，金得火而缺，土得木而亏，水得土而绝。五脏应五行，各有相生相胜之理。得相生者愈，相胜者死。此论若不通五脏交变相传及虚实逆顺，无由入此理趣也。

左手寸口心脉歌

左手头指火之子，四十五动无他事。

子，当作指，恐传写之误也。左手，病人之左手也。头指，医人右手之食指也。左手寸口属心火，医以手按之，当头指之下，故曰火之指。动至四十五动，则无他事矣。其数动之法，不依五行相生，乃呼出心与肺，吸入肾与肝，脾脉在中，当依人身五脏次第而数。一动肺，二动心，三动脾，四动肝，五动肾，六部中皆当如是之数也。

三十一动忽然沉，顿饭却来还复此。春中诊得夏须忧，夏若逢之秋绝体，秋脉如斯又准前，冬若候之春必死。

三十一动，轮在肺上。肺上见沉，乃金生水。水渐盛，则火灭。或春、或夏、或秋、或冬，诊而得此，不过三月而亡。三月者，天道小变之节也。学者不必穿凿细分害理。或曰沉作止，非也。沉则至数尚均，但浮不如前耳。故可顿饭二字，止则脉不可动矣。

左手中指肝脉歌

左手中指木相连，脉候还须来一息。二十六动沉却来，肝脏有风兼热极。

左手，关部脉也。肝属木，故曰木相连。一息亦四十五动也，二十六动轮在肺上。肺沉则病，病则不能生水荫木制火，故本脏风热之极。

二十九动涩匿匿，本脏及筋终绝塞。

匿匿，涩貌。二十九动，轮在肝上。肝脉见涩，乃金来克木。

一十九动便沉沉，肝绝未曾人救得。

便沉沉，即在十九动上沉也。一十九动，亦在肝上，沉脉贴筋附骨，沉沉则又甚矣。此乃肝绝之候，故不可救。

左手尺部肾脉歌

左手肾脉指第三，四十五动无疾咎。指下急急动弦时，便是热风之脉候。

急急而动，热也，弦，风也，故为热风之候。

忽然来往慢慢极，肾脏败时须且救。此病多从冷变来，疗之开破千金口。

土克水，肾必败，其人脉迟身寒。

二十五动沉即来，肾绝医人无好手。努力黄泉在眼前，纵在也应终不久。

沉即来，即在二十五动上沉也。二十五动正在肾上，肾脉来沉，今又曰沉脉将绝也，故曰肾绝。

右手寸口肺脉歌

右手头指肺相连，四十五动无忧虑。

右手，病人之右手也。头指，医人左手之食指也。

极急明知是中风，更看二十余七度。

极急，弦数脉也。二十七度轮在心上。心属火，火克金，更看火微则生，火盛则死。

忽然指下来往慢，肺冷莫言无大故。一朝肺绝脉沉沉，染病卧床思此语。

肺主气，气虚则寒，脉迟肺冷，是故忧矣。肺之脉大浮，脉沉则病。沉而又沉，肺脏绝矣。

十二动而又不来，咳嗽唾脓兼难补。发直如麻只片时，扁鹊也应难救护。

十二动，轮在心上，又不来，代脉也。心属火而克金，故云死在片时。

右手中指脾脉歌

右手第二指连脾，四十五动无诸疑。急动名为脾热极，食不能消定若斯。

定若斯者，指脉急动，脾热极而言也，因食不能消所致。

欲知疾患多为冷，指下寻之慢极迟。吐逆不定经旬日，胃气冲心得几时。

脾病多因寒冷所致，脾脉本缓，伤于寒冷，其脉迟缓愈甚。呕吐咳逆，十日以上不止，胃气必至冲心，心受伤，半日而死。

右手尺部命门脉歌

右手命门三指下，四十五动不须怕。一十九动默然沉，百死无生命绝也。

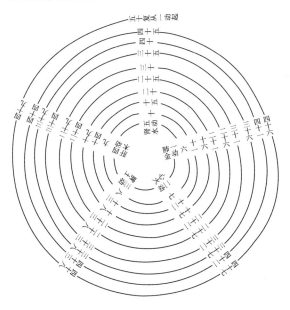

五脏轮至数之图

命脉，命门脉也，十九动轮在肝上。肝属木，木为相火之源。默然沉，脉不应指也。木绝，则火亦绝，故曰生也。

诊杂病生死候歌

五十不止身无病，数内有止皆知定。

止，即代也。经曰：人一呼脉再动，一吸脉再动，呼吸定息脉五动也。五动者，一肺，二心，三脾，四肝，五肾也。一息脉五动，则遍周五脏矣。一之十，乃天地生成之数，十息五脏循环十次。五十动而不见止脉，是五脏皆平，何病之有？数内，五十之数内也。皆知定，尽可定其该死年分时月也。

四十一止四年殂

三十七	二十九	二十一	十三	五	肺	一	九	十七	二十五	三十三
三十八	三十	二十二	十四	六	心	二	十	十八	二十六	三十四
三十九	三十一	二十三	十五	七	脾	三	十一	十九	二十七	三十五
四十	三十二	二十四	十六	八	肝	四	十二	二十	二十八	三十六

三十一止即三年

二十八	二十	十六	十	四	肺	一	七	十三	十九	二十五
二十九	二十一	十七	十一	五	脾	二	八	十四	二十	二十六
三十	二十二	十八	十二	六	肝	三	九	十五	二十一	二十七

二十一止二年应

十九	十五	十一	七	三	脾	一	五	九	十三	十七
二十	十六	十二	八	四	肾	二	六	十	十四	十八

五脏代脉期死之图

四十一止一脏绝，却后四年多没命。三十一止即三年，二十一止二年应，十五一止一年殂，以下有止看暴病。

五十动为则，凡少十动，则绝一脏。其脏绝之法，悉依天地成五行之数，先从肾而后从至脾也。暴病，卒，暴病也。说见下文。

诊暴病歌

两动一止或三四，三动一止六七死，四动一止即八朝，以次推排但依次。

脉两动而见一代，其人死期三四日间。三动而见一代，死期六七日间。四动而见一代，死期八日，以此推之。一动得两日之数，其故何耶？十干系五行也。五行有阴阳金木水火土，阴阳各得二日。

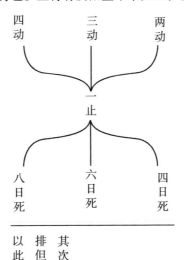

诊暴病之图

形证相反歌

　　健人脉病号行尸，病人脉健亦如之。长短瘦肥并如此，细心诊候有依稀。

　　假如一十五动，脉见一代，死期在应一年。身在天地间，活则为人，死则为尸，死期在迩而动履如常，名曰行尸。病人脉健者，假如人泄泻失血，形容羸瘦，脉见洪大而数健者，亦为行尸。长人脉短，短人脉长，肥人脉小，瘦人脉大，皆为死候。

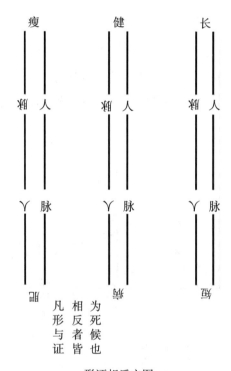

形证相反之图

诊四时病五行相克脉

春得秋脉定知死，死在庚辛申酉里。

春旺木，其脉弦。秋旺金，其脉涩。春得秋脉，金来克木，故知必死。庚辛申酉，金旺之日也。

夏得冬脉亦如然，还于壬癸为期尔。

夏旺火，其脉洪。冬旺水，其脉石。夏得冬脉，水来克火，故知必死。壬癸子亥，水旺之日也。

严冬诊得四季脉，戊巳辰戌还是厄。

冬旺水，其脉石；土旺四季，其脉缓。冬得四季之脉，土来克水，亦为死候。戊巳辰戌，土旺之日也。

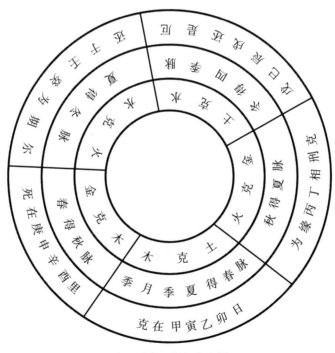

诊四时病五行相克之图

秋得夏脉亦同前，为缘丙丁相刑克。

秋旺金，其脉涩。夏旺火，其脉洪。秋得夏脉，火来克金。死期断，以丙丁巳午，火旺之日也。

季月季夏得春脉，克在甲寅病应极。值逢乙卯亦非良，此是五行相鬼贼。

季月，辰戌丑未也。季夏，即未月也。季月，乃土寄旺之月。季夏，乃五行相生土旺之时，诊得春脉，木来克土，谓之死候。甲寅乙卯，木旺日也。以上皆五行相克之时。

诊四时虚实歌

春得冬脉只是虚，更兼补肾病自除。若得夏脉缘心实，还应泻子自无虞。

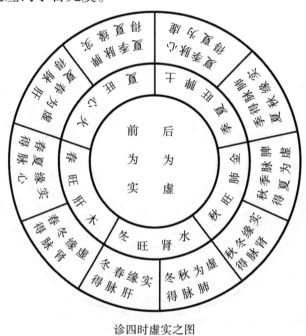

诊四时虚实之图

经曰：虚则补其母，实则泻其子。

夏秋冬脉皆如是，在前为实后为虚。

夏秋冬之所诊皆如春法，从前来者为实邪，从后来者为虚邪。

春中若得四季脉，不治多应病自除。

春中，二月分也。四季脉，土脉也。二月分而得四季之脉，乃妻来乘夫，谓之微邪。况二月木居帝旺之乡，故不治自愈。

伤寒歌

伤寒热病同看脉，满手透关洪拍拍。出至风门过太阳，一日之中见脱厄。过关微有慢腾腾，直至伏时重候觅。

寒者，冬气也。冬时严寒，万类深藏，君子固密，不伤于寒，触冒之者，乃名伤寒。伤寒不即病者，其寒毒藏于肌肤中，至夏至前变为温病，夏至后变为热病。然其发起，皆伤寒所致也，故看脉之法相同。洪拍拍，即洪惊也。伤寒之病，一日巨阳受之，二日阳明受之，三日少阳受之，四日太阴受之，五日少阴受之，六日厥阴受之。六日传经已毕，其病当愈。不愈，七日邪该复传。其脉洪大而透过三关，其邪出至风门穴而过于太阳之经，其邪欲散，一日之中，当得汗而愈。其脉过关，微带缓慢，其邪至太阳亦迟，日间不汗，直至伏时，再等候其汗也。伏时即临卧时也，承日中而言。

掌内迢迢散漫行，乾瘵疼疔多未的。大凡当日问程途，迟数洪微更消息。

伤寒热病，未汗，脉须浮洪。既汗，脉当安静。散漫之脉，不汗而愈，其平复未可全许也。

又歌曰：

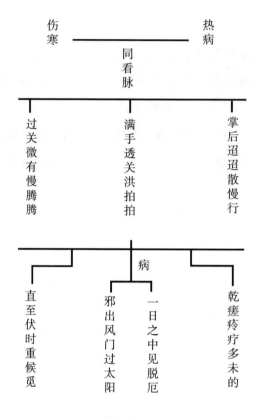

诊伤寒热病之图

热病须得脉浮洪，细小徒费用神功。

阳病当得阳脉，阳病而得阴脉，乃死症也。

汗后脉静当便瘥，喘热脉乱命应终。

汗后邪退即生，邪盛即死。

阳毒歌

阳毒健乱四肢烦，面赤生花作点斑。狂言妄语如神
鬼，下痢频多喉不安。汗出遍身应大瘥，鱼口开张命欲

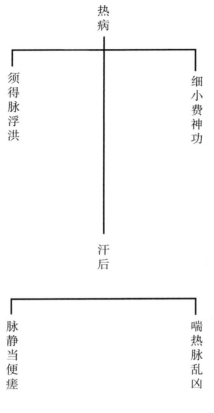

热病

须得脉浮洪　　　　　　　细小费神功

汗后

脉静当便瘥　　　　　　　喘热脉乱凶

热病之图

翻。有药不辜但与服，能过七日但能安。

　　池氏曰：阳症宜汗而解之。如失汗则邪传入脏，瘀热在里不散，致病健乱烦躁，面赤发斑，狂言妄语，如见鬼神，下痢瘀血，如此危症，病传在里，不当汗。又加之遍身自汗，口如鱼口开张者死。能过七日，乃过经，阳热退，方有可救之理。

阴毒歌

　　阴毒伤寒身体重，背强眼痛不堪任。小腹急痛，口青黑，毒气冲心转不禁，四肢厥冷惟思吐，不利咽喉脉细沉。若能速灸脐轮下，六日看过见喜深。

阴　　　　　　　　阳

毒

阴毒

阴毒伤寒身体重
背强眼痛不堪任
小腹急痛口青黑
毒气冲心转不禁
四肢厥冷惟思吐
咽喉不利脉细沉

治法
必须速灸脐轮下

六日看过见喜深

阳毒

阳毒健乱四肢烦
面赤生花作点斑
狂言妄语如神鬼
下痢频多喉不安
汗出遍身应大瘕
鱼口开张命欲翻

治法
有药不辜但与服

能过七日便能安

阴阳二毒之候图

脐轮下，丹田穴也。速灸丹田穴，回阳而抑阴，过得六日，阴极阳生，方为可喜。

诸杂病生死歌

腹胀浮大是出厄，虚小命殂须努力。

病源曰：腹胀由阳气外虚，阴气内积，故也。脉浮大，则邪在表，其厄脱；虚小，则邪在内侵，正气减少，其命危。浮大，当发汗，是开鬼门也。虚小，宜利小便，是洁净府也。

下痢微小却为生，脉大浮洪无瘥日。

仲景曰：下痢微小为欲解也。经曰：病若腹大而泄者，脉当微细而涩，反得紧大滑者死。

恍惚之病定癫狂，其脉实牢保安吉。寸关尺部沉细时，如此未闻人救得。

经曰：病若谵言妄语，身当有热，脉当洪大，反手足厥冷脉沉细而微者也。

消渴脉数，大者活，虚小病深厄难脱。

病源曰：夫消渴者，渴不止，小便多是也。

水气浮大得延生，沉细应当是死别。

洁古曰：在表则易，在里则难。

霍乱之候脉微迟，气少不语大难医。三部浮洪必救得，古今课定更无疑。

病源曰：人之温凉不调，阴阳清浊二气交错凌乱在肠胃之间。因饮食而变发，则心腹绞痛。其有先心痛者，则先吐。先腹痛者，则先利。心腹齐痛者，吐利并作。挟风而实者，身发热，头痛体疼而吐利，虚者吐利心腹刺痛而已。亦有饮酒食肉，腥脍生冷过度而得，或因居处不节，坐卧湿地，或当风取凉而风冷之气，归于三焦，传于脾胃，脾胃冷则不磨。不磨，则水谷不消化。水谷不消，则心腹胀满，皆成霍乱。其各有三：一曰胃反，言其胃气虚逆，反吐食也。二曰霍乱，言惊霍之间致撩乱也。三曰走哺，言其哺食变逆也。诊其脉来代者，霍乱。又脉代而乱者，亦霍乱也。霍乱脉洪大者可治，微迟气息劣，口不欲言者，不可治。

鼻衄吐血沉细宜，忽然浮大即倾危。

病源曰：心主血，肝藏血，肺主气，开窍于鼻，血得热则散，血随气上，从鼻中出则为衄。经曰：病若吐血复鼽衄血者，脉当沉细生，浮大而牢者死。

病人脉健不用治，健人脉病号行尸。

人病脉不病者生，脉病人不病者死。

心腹痛脉沉细宜，浮大弦长命必殂。

里之有病，其脉当沉细，而应本证则愈。反浮大弦长者，为相反，必当死。以其病与脉反，故也。

头痛短涩应须死，浮滑风痰必易除。

头痛，阳病也。短涩，阴脉也。阳病见阴脉者，故曰应须死。若得浮滑，其病因风痰所致。治之以祛风化痰，其病即愈。

中风口噤迟浮吉，急实大数三魂孤。

寒则筋急，筋急则口噤。中风口噤，诊得病脉相应，故言吉。脉见急实大数，乃风热之极，故三魂孤。

鱼口气粗难得瘥，面赤如妆不久居。

鱼口，人口如鱼口之张，脾气绝也。气粗，肺气绝而呼出气骤也。面赤如妆，火色盛也。

中风发直口吐沫。

发乃血之余也，心不能生血，发必焦枯梗直。涎乃脾之液。脾绝则涎不收拾，故涎从口中吐出也。

喷药闷乱起复苏。

起，恐作岂。晞范曰：咽主咽物。咽为胃之系，下连胃脘，为水谷之道路。胃经为风痰所扰，乱闷，药不下咽，喷吐于其外，岂可望其复有苏醒之期。

咽喉拽锯水鸡响，摇头上窜气长嘘。

水鸡响者，肺主声，其声不清，乃肺气败坏也。上窜是上喘也，气长嘘，出多入少也，皆真元散失之候。

病人头面青黑暗，汗透毛端恰似珠。

色乃神之旗，神去色亦去。经曰：六阳气俱绝者，则阴与阳相离。阴阳相离，则腠理泄。绝汗乃出，大如贯珠，转出不流，则气先死。

眼小目瞪不须治，作汗如油不可苏。

六气不连用也。

内实腹胀痛满盈，心下牢强干呕频。手足烦热脉沉细，大小便涩死多真。

阳病见阴脉者死，气和则小便利，血和则大便通。大小便涩，乃气血不和。池氏曰：内实结绝，气不宣通。

外实内热吐相连，下清注谷转难安。忽然诊得脉洪大，莫费神功定不痊。

外实内热，内外皆阳也。内外皆阳，兼之以吐。既吐不宜作泄，而反下青注谷，其病难痊。既泻之后，脉当细小，反得洪大，此为不治之证。

内外俱虚身冷寒，汗出如珠微呕烦。忽然手足脉厥逆，体不安宁必死拼。

经曰：内外皆阴，服热药不愈。经曰：寒之不寒，责肾之少，为无水也。热之不热，责心之虚，为无火也。

咳而尿血羸瘦形，其疾脉大必难任。

病源曰：唾血则肺伤损。肺者，五脏华盖，易为伤损。肺为热气所加，则唾血如丝缕者，此伤肺也。胁下痛，唾鲜血，此伤肝也。其脉沉弱则吉，实大则凶。

上气浮肿肩息频，浮滑之脉即相成。忽然微细应难救，神功用尽也无生。

上气浮肿，邪在表也。肩息频者，喘也。用葛根升麻汤、解肌汤主之。浮滑之脉，亦在于表，宜麻黄汤发表也。微细，则邪入内矣，故难救。

中恶腹胀紧细生，若得浮大命逡①巡。

中恶腹胀，乃是内伤，脉宜紧细。若得浮大，表里俱病，必不免于死亡。

金疮血盛虚细活，急疾大数必危身。

金疮，刀刃所伤之疮也。血盛，出血多也。血既出多，脉应虚细，反得急疾数大，风热乘之，其身必危。

凡脉尺寸紧数形，又似钗直吐转增。此患蛊毒急须救，速求神药命难停。

钗直如转索，肝气盛也。吐转增，脾气衰也。木盛则脾绝，其死定无疑。

---

① 逡（qūn）：退让，退却。

中毒洪大脉应生，细微之脉必危倾。

脉洪大者，毒在外。脉细微，毒在内。在外者，易治而生。在内者，难治而死。

吐血但出不能止，命应难返没痊平。

血上行而不止，心肺俱死于毒也，其命莫能全矣。

大凡要看生死门，太冲脉在即为凭。若动应神魂魄在，止便千休命不停。

太冲脉，肝经输穴之脉也。肝藏魂，可以决人死生。诸病诊看太冲之脉，其脉若在，应神而动，则魂魄共连，其人不死。若止而不动，魂魄离矣，千无一活。太冲穴，在足大指本节后二寸陷中，动脉应手。

此一歌，叔和言杂病生死之诀，开导后学，其辞简迳，其理易明，今止直解，不复具图。

察色观病生死候歌

欲愈之病目眦黄，眼胞忽陷定知亡。

眼中分属五脏，应五轮。瞳人属肾应木轮，乌睛属肝应风轮，两睑上下两胞属脾应肉轮，眼白属肺应气轮，两眦属心应血轮。两眦色黄，火能生土，胃气将行，其病故知欲愈。眼胞陷者，五脏之气绝也，故知当亡。《素问》曰：目内陷者死。言太阳之脉起于目内，陷者，太阳绝也，故死。太阳主诸阳之气，故独言之。

耳目口鼻黑色起，入口十死七难当。

黑者，肾之色也。肾邪浸淫各脏，黑色①见于耳目口鼻。舌居口

① 色：原作"免"，曹炳章校本为"色"，据文意当作"色"。

内而属心火，黑色自外入于口内，水克火，故知十死无一生。火之成数在七，故第七日难当。

面黄目青酒乱频，邪风在胃袞^①其身。

酒乃湿热之物，饮过多，则湿热伤乎脾胃，故面色黄。脾胃积热，热则生风，故目青也。一身皆藉胃气资养，风邪留于胃中，则播于一身。《内经》曰：有病身热懈惰，汗出如浴，恶风淅淅，此为何病？岐伯曰：酒，中风也。

面黑目白命门败，困极八日死来侵。

黑，水也。目，木也。白，金也。命门，火也。木浸淫而贼火之气，金克木而伐火之源，所以命门火败。火之成数七，七日火极矣，故死于第八日也。

面色忽然望之青，进之如黑卒难当。

洁古曰：青黑之色，为肝肾色也。先青后黑，是回则不转，神去则死也。

面赤目白忧息气，待过十日定存亡。

息气，喘逆也。赤色属火，白色属金，火来克金，必作喘逆。金之成数在九，十乃土之成数也。土能生金，则生不能生金，则死。故曰待过十日。

面赤目青众恶伤，荣卫不通立须亡。

面赤，火也。目青，木也。木火色见，风热伤于五脏六腑。脏腑受伤，血气衰，肌肉不滑，荣卫之道涩，而不通其死也，可立而待。

黄黑曰色起入目，更兼口鼻有灾殃。

---

① 袞：本意为华美的衣服，此处意为像衣服一样充斥一身。

图注脉诀辨真

一〇四

独见者，谓之正色。杂见者，谓之邪色。黄黑白之三色，杂见于面，或入于目，或入于口，或入于鼻，乃病气从外而之内，故有灾殃。

面青目黄中时死，余候须看两日强。

中时，即午时也。午时属火，面青目黄，肝木克乎脾土。到午时，木得火而不畏金，木势愈盛。人以胃气为本，土绝即死，故死在是时。其他相克，看过贼旺二日，而断其死生。

目无精光齿龈黑，面白目黑亦灾殃。

目无精光者，神短也。齿龈黑者，脾绝也。面白者，少血也。目黑者，肾虚也。有是四者，则非久长之客。

口如鱼口不能闭，气出不返命飞扬。

洁古曰：火胜迫于肺，大喘而死，肺败也。

肩息直视及唇焦，面肿苍黑也难逃。

肩息者，气喘而两肩动也。直视者，睹物而不转睛也。唇焦者，心家热也。面乃心之候，黑乃肾之色。上句是心绝，下句是肝绝，心肝既绝，命故难逃。

妄语错乱及不语，尸臭元知寿不高。

神亡失①守故也。

人中尽满兼唇青，三日须知命必倾。

人中属脾土，青色属肝木。土受木克，其绝在木②之生数。

两颊颧赤人病久，口张气直命难停。

魏氏曰：眼睛下高骨之中名曰颧，颧下名面，面里名脸，面外

---

① 失：原作"夫"，据文意及曹炳章校本改。
② 木：原作"目"，据文意改。

名颧。颧面颊脸，心火所属，久病而有赤色，乃精神外泻。口张气直，脾肺已绝，故命难停。

足跗趾肿膝如斗，十日须知难保守。

脾主四肢，足跗乃胃经所行之处。脾胃将绝，则有是证。胃属土，十日者，土之成数也，故死不过十日。

项筋舒展定知殂，掌内无文①也不久。

项筋舒展，因督脉已绝。掌内无文，心包脉绝也。脉绝人必死，岂得久生乎？

唇青体冷及遗尿，背面饮食四日期。

池氏曰：唇青体冷，乃真气欲绝。遗尿不禁，乃膀胱不藏。背面饮食，乃神去不守。人之神气生于肝，神不守，则肝绝不出金数而死也。

手足爪甲皆青黑，能过八日定难医。

肝脏其充筋，其华爪，其色青，黑色属于肾也。肾肝俱败，则水不能生木，故见是色。八日，木之成数也。

脊疼腰重反覆难，此是骨绝五日看。

脊者，脾之候也。腰者，肾之府也。脾属土，肾属水，土克水，死有五日之期。五者，土之生数也。

体重溺出时不止，肉绝六日便高拼。

体重肉绝，脾也。溺出不止，肾也。土胜水，死期故曰六日，六乃水之成数也。

手足甲青呼骂多，筋绝九日定难过。

---

① 文：通"纹"。东汉·许慎《说文》："文，错画也。象交文。今字作纹。"

肝绝遇金而死，九日金之成数也。

发直如麻半日死，寻衣语死十知么。

发直如麻者，肺气绝也。寻衣语死，神不守舍也。

五脏察色歌

肝脏歌

面肿苍黑舌卷青，四肢乏力眼如盲，泣下不止是肝绝，八日应当命必倾。

青，肝之色也。舌卷青者，子见母色也。四肢乏力者，筋不能维持也。肝不能含血荣目，则眼如盲。津液外泄，则泣出不止。凡此数者，皆肝绝所致。金能克木，故死于金旺之日。八者，从甲日数至辛日也。经曰：足厥阴气绝则筋缩引卵与舌卷。厥阴者，肝脉也。肝者，筋之合也。筋者，聚于阴器而络于舌本。故脉不营，即筋缩急。筋缩急，即引卵与舌卷卵缩，此筋先死。庚日笃，辛日死。

心脏歌

面黧肩息直视看，又兼掌肿没文斑，狂言乱语身闷热，一日之内到冥间。

黧黄，黑色也。掌肿无文，心气绝也。一乃水之成数，水克火，故死在一日之内。经曰：手少阴气绝，则脉不通。脉不通，则血不流。血不流，则色泽去，故面色黑如黧，此血先死。壬日笃，癸日死。

脾脏歌

脐跌肿满面浮黄，泄痢不觉污衣裳，肌肉粗涩兼唇反，一日十二内灾殃。

脐，神阙也。趺足，肘上也。浮黄，黄肿也。经曰：足太阴气绝，则脉不荣其口唇。口唇者，肌肉之本也。脉不荣，则肌肉不滑泽。肌肉不滑泽，则肉满。肉满，则唇反。唇反，则肉先死。甲日笃，乙日死。

肺脏歌

口鼻气出不复回，唇反无文黑似煤，皮毛焦干爪枯折，途程三日定知灾。

气出不复回，有呼无吸也。唇反上，不能生金也。黑似煤，金不能生水也。气不流通，则皮毛焦干。魂魄不连，则爪甲枯折。从甲至丙，三日也。丙属火，火克金，故死在三日。经曰：手太阴气绝，即皮毛焦。太阴者，肺也。行气温于皮毛者也。气弗营，则皮毛焦。皮毛焦，则津液去。津液去，则皮毛枯折。毛折者，则毛先死。丙日笃，丁日死。

肾脏歌

面黑齿痛目如盲，自汗如水腰折频，皮肉濡结发无泽，四日应当命不存。

面黑，面如垢也。目如盲，瞳人反背也。自汗如水，火独炎也。腰乃肾之府，肾败则腰似折，不能荣于骨髓，而骨肉不相亲，濡肉而却，不能为五液之主，故发不润泽。从甲至戊，越四日也。戊属土，土克水，故命不存。经曰：足少阴气绝，即骨枯。少阴者，冬脉也。伏行而温于骨髓，故骨髓不温，即肌肉不著骨。骨肉不相亲，即肉濡而却。肉濡而却，故齿长而枯。发无润泽，是骨先死。戊日笃，巳日死。

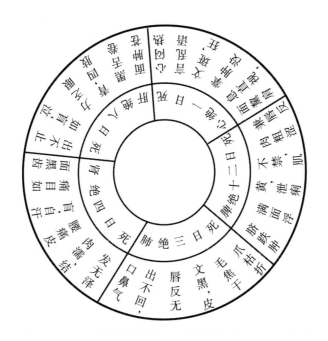

五脏绝死之图

诊妇人有妊歌

肝为血兮肺为气，血为荣兮气为卫。阴阳配偶不参差，两脏通和皆类例。

肝藏血，肺主气。血属阴，为荣而行脉中。气属阳，为卫而行脉外。气升血亦升，气降血亦降。阴阳配偶无一毫之参差。三阴三阳，举皆两脏通和而类其例焉。

血衰气王定无娠，血王气衰应有体。

《素问》曰：金木者，生杀之本始。木多而生，金多而杀。

寸微关滑尺带数，流利往来并雀啄。小儿之脉已见形，数月怀耽尤未觉。

女人此脉一见，乃血王气衰，经闭不行，怀孕之脉已见形也。

左疾为男右为女，流利相通速来去。两手关脉大相应，已形亦在通前语。左手带纵两个男，右手带横一双女。左手脉逆生三男，右手脉顺还三女。寸关尺部皆相应，一男一女分形证。有时子死母身存，或即母亡存子命。往来三部通流利，滑数相参皆替替。阳实阴虚脉得明，遍满胸堂皆逆气。左手太阳浮大男，右手太阴沉细女。诸阳为男诸阴女，指下分明长记取。三部沉正等无疑，尺内不止真胎妇。

三部沉正等者，三部之中，重按皆不绝而正等也。

母乘子兮纵气露，妻乘夫兮横气助。子乘母兮逆气参，夫乘妻兮顺气护。

此叔和自解上文纵横逆顺四字。

小儿日足胎成聚，身热脉乱无所苦。汗出不食吐逆时，精神结备其中住。

池氏曰：妇人初系胞，乃天一生水。二月受火之气，其妊妇身热脉乱，汗出不食，吐逆恶阻。三月受木之气，精神结备在其中住，气和以荣其子，子气以润其母。而二气荣润，其子安住。

滑疾不散胎三月，但疾不散五月母。

滑疾不散而形始成也，但疾不散，儿形已成也。小儿在母腹中，三月始成形，五月则形已成矣。

弦紧牢强滑者安，沉细而微归泉路。

通津子曰：前有太阴沉细之说，为有妊平安之脉。及此又以沉细而微为死脉，似乎相反。盖叔和以妊妇之脉，弦牢紧滑为平脉。其三部之脉，或俱沉细而微，则为死矣。

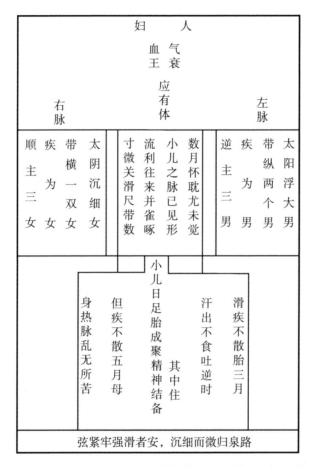

诊妇人有妊之图

妊娠杂病生死歌

血下如同月水来，漏极胞乾主杀胎。亦损妊母须忧虑，争遣神丹救得回。

通津子曰：夫胎之漏者，或食动胎之物所致，或因热毒之气侵损胞胎所致，或因入房室劳损所致。损轻则漏轻，损重则漏重，但漏血尽则死。然安胎有三法，因母病以动胎也，治母其胎自安。缘胎自有不坚，以致母病，但治胎则母自瘁矣。

心腹急痛面目青，冷汗气绝命必倾。血下不止胎冲上，心腹冷闷定伤身。随胎举重倒仆轻，致胎死在腹中居。已损未出血不止，冲心闷乱母魂孤。

倒仆轻，跌也。举重轻，劳伤也。

产难生死歌

欲产之妇脉离经，沉细而滑也同名。夜半觉痛应分诞，来日日午定知生。

离经，离其常经也。一呼三至，一吸三至，皆曰离经。

身重体热寒又痛，舌下之脉黑复青。反舌上冷子当死，腹中须遣母归冥。面赤舌青细寻看，母活子死定难应。唇口俱青沫又出，子母俱死总高拼。面赤舌青沫出频，母死子活定知真。不信若能看应验，寻知贤哲不虚陈。新产之脉缓滑吉，实大弦急死来侵。若得重沉小者吉，忽若坚牢命不停。寸口涩疾不调死，沉细附骨不绝生。审看此候分明记，长须念取向心经。

以上叔和言产妇生死之诀也。

怀妊伤寒歌

伤寒头痛连百节，气急冲心溺如血。上生斑点赤黑时，壮热不止致胎灭。呕吐不止心烦热，腰背俱强脑痛裂。六七日来热腹中，小便不通大便结。

洁古曰：怀妊妇人，伤寒病者须问大小便。大小便如利，知不损胎，黄龙汤主之。

产后伤寒歌

产后因得热病临，脉细四肢缓者生。脉大忽然肢逆冷，须知其死莫留停。

热病之脉，固宜洪大。但产后气血俱虚，在所不宜，勿作阳病见阴脉论也。

小儿生死候歌

小儿乳后辄呕逆，更兼脉乱无忧虑。

变蒸未定，气息未调，呕逆脉乱，不得为病。

弦急之时被气缠，脉缓即是不消乳。

小儿之脉弦急，乃风邪寒气所缠，缓则脾病而乳食不消。

紧数细快亦少苦，虚濡邪气惊风助。

数而细快，乃小儿平脉。加之以紧，亦有些须表邪。若虚而濡，乃邪气惊风之候。

痢下宣肠急痛时，浮大之脉归泉路。

下痢之脉，不宜浮大故也。

小儿外证一十五候歌

眼上赤脉，下贯瞳人。

池氏曰：赤脉属心，瞳人属肾，乃心火胜肾水，水干则不生木，致肾肝皆绝故也。

囟门肿起，兼及作坑。

热胜则肿，热极则陷，皆热候也。

鼻干黑燥。

火克金也。

肚大筋青。

木克土也。

目多直视，睹不转睛。

经曰：回则不转是也。

指甲青黑，忽作鸦声。

肺肝已绝。

虚舌出口，啮啮咬人。

心肾已绝。

鱼口气急，啼不作声。

鱼口，张而不合也，是谓脾绝。气急作喘，哭而无声，是谓肺绝。

蛔虫既出，必是死形。

蛔虫生于胃中，籍谷食以养。胃绝而谷食不入，虫故出也。

用药速救，十无一生。

总结上文十五证而言也，小儿有是证者，十中莫治其一。

脉诀附方

七表脉方

浮脉

小柴胡汤

柴胡　黄芩去腐　五味子　半夏制，各一两　白芍药　人参　桑白皮各五钱

上咬咀，每服半两，水二盏，生姜七片，煎至七分，去滓，食后温服。

地骨皮散

人参　地骨皮　柴胡　黄芪　生地黄各一两半　白茯苓五钱　知母一两　石膏二两

上咬咀，每服五钱，水二盏，生姜七片，煎至七分，去滓，细细温服，连夜顿服。

生精补肾者，地黄丸。

寸浮

桂枝汤治有汗脉浮缓

赤芍药　桂枝各六钱　甘草四钱，炙

上咬咀，每服五钱，水二盏，加生姜三片，枣二枚，煎至八分，温服。

麻黄汤治无汗脉浮紧

麻黄　桂枝各一两　甘草五钱　杏仁五十粒

上咬咀，每服五钱，水二盏，煎八分，温服，被覆取汗出为度。

关浮

调中汤

制厚朴　陈皮去白　半夏各一两　白术一两半　人参五钱　甘草三钱，炙

上咬咀，每服五钱，水二盏，加生姜七片，煎至七分，去滓，食前温服。

尺浮

七圣丸治风在下焦

槟榔　木香　羌活　川芎　桂各五钱　大黄　郁李仁各一两

上为细末，炼蜜为丸如桐子大，每服三十丸，渐加之，微利为度，生姜汤送下，食后服之。

芤脉

加减栀子汤芤脉在上

栀子四个碎　香豉五钱

先以水二盏煮栀子至七分，入豉煮三五沸，去滓温服，得吐止。

猪苓汤芤脉在下

猪苓　滑石　泽泻　阿胶炒，各等分

上㕮咀，每服水二盏，先用前三味煎至一盏，去滓，后入阿胶，化开，食前温服。

泻黄散抏脉在中

藿香叶　栀子仁　甘草各五钱　防风三两　石膏一两

上㕮咀，水二盏，煎半两，细细服无时。

寸抏

犀角地黄汤血在上焦

生地黄二两　黄芩一两五钱　黄连一两　犀角六钱　大黄五钱

上㕮咀，水三盏，秤一两，煎至二盏，去滓，食后服之。

关抏

抵当丸

大黄　水蛭如制，各半两　虻虫三钱

上为细末，炼蜜丸如桐子大，每服二十丸，食后温水下，以利为度，未利加数服之。

尺抏

桃仁承气汤

桃仁五钱　大黄一两　甘草二钱五分　桂三钱

上㕮咀，每服半两，水二盏，生姜七片，煎至一半，去滓，入芒硝三钱，化开，食后服，以利为度，未利再服。又云，上焦有血，先便后血，下焦有血，先血后便，中焦有血，便血齐作。用药，上焦食后，下焦食前，中焦徐下，食远两饭间也。

滑脉

加减大柴胡汤

柴胡　赤芍药各一两　枳实　大黄　黄芩各五钱　甘草二钱

上㕮咀，每服半两，水二盏，生姜七片，煎至一盏，去滓，温服。临卧以利为度，未利再服。

大承气汤

厚朴制，一两　枳实麸炒　大黄各五钱　芒硝三钱

上㕮咀，每用水一碗，生姜十片，先煎厚朴、枳实至一盏半，再入大黄煎至一盏，去滓入芒硝化开。午食后服，未利，次日晚食后服之。

寸滑

半夏汤

半夏制，一两　茯苓二两

上㕮咀，每服半两，水二盏，生姜七片，煎至一半，去滓，食后服。不呕吐者止，不止者，再服。

关滑

加减小柴胡汤

柴胡　黄芩　赤芍药各一两　人参五钱　甘草三钱，炙

桂四钱

上咬咀，每服半两，水二盏，生姜七片，煎至一盏，去滓，温服。

尺滑

附子四逆汤

炮姜　附子各五钱，炮　白术一两　甘草二钱　桂七钱

上咬咀，每服半两，水二盏，煎至一盏，去滓，温服食前。

实脉

藿香半夏散

藿香叶　半夏各一两　丁香五钱

上为粗末，每服三钱，水一盏，生姜七片，煎一盏去滓，稍热，食前服。

寸实

凉膈散

山栀仁一两　连翘　黄芩各二两　大黄五钱　薄荷一两五钱　朴硝六钱

上为粗末，每服半两，水二盏，同竹叶七片，煎至一盏，入硝，去滓，入蜜少许，食后服。

关实

调胃承气汤

甘草五钱　芒硝九分　大黄一两，酒浸

上咬咀，每服半两，水一盏，先煎大黄、甘草至七分，去滓，入硝，煎一二沸，温服，取利为度。

尺实

术附汤

白术一两　　附子炮，五钱　　甘草炙，三钱

上咬咀，每服半两，水一大盏半，煎至一盏，去滓，食前温服。

弦脉

八味丸固济丹田

牡丹皮　　白茯苓　　泽泻各三两　　熟地黄八两　　山茱萸　山药各四两　　附子炮，去皮脐　　肉桂去粗皮，各二两

上为末，炼蜜丸如梧桐子大。每服十五丸，至二十五丸，温酒下，空心食前，日进二服。久服壮元阳，益精髓，活血驻颜，强志轻身。

寸弦

小柴胡汤

柴胡二两　　半夏八钱　　黄芩　　甘草　　人参各七钱半

上作五服，每加生姜三片，枣二枚，水煎温服。

关弦

附子理中丸

附子炮，去皮脐　　人参去芦　　干姜炮　　白术　　甘草炙，各三两

上为细末，炼蜜每两作十丸，每服一丸，用水一钟化开，煎至七分，空心服。

尺弦

术附汤方见尺实

紧脉

黄连泻心汤

黄连　生地黄　知母各一两　黄芩二两　甘草五钱

上㕮咀，每服半两，水一盏半煎服。

小承气汤

生地黄一两五钱　黄芩　山栀仁各一两　大黄五钱

上㕮咀，水煎一两，以利为度。

寸紧

大柴胡汤

柴胡二两　黄芩七钱五分　芍药三钱　半夏六钱五分　枳实四枚　大黄五钱

上㕮咀，作三服，每加姜枣，水煎温服。

关紧

芍药汤

赤芍药二两　甘草五钱　桂三钱

上㕮咀，水煎一两，加生姜七片，温服，如实痛，加大黄。

尺紧

桂枝芍药汤

桂一两　芍药　甘草炙，各一两

上咬咀，每服一两，入姜枣煎服。

洪脉

大承气汤

大黄五钱　厚朴一两　枳实五个　芒硝五钱

上咬咀，水二盏半，先将厚朴、枳实煎至一盏，入大黄，煎七分，去滓，入硝，煎一二沸，温服。以利为度，未利再服。

寸洪

连翘汤

连翘一两　柴胡　当归　生地黄　赤芍药各五钱　黄芩一两　大黄三钱

上咬咀，每一两，水煎服之。洪在上焦。

关洪

调中汤

大黄比众药减半　葛根　黄芩　芍药　桔梗　茯苓　藁本　白术　甘草炙，各等分

上咬咀，水煎一两服，不拘时候，日二三服。洪在中焦，如秋冬，寒在胃中，不可用；春夏可用，胃中有余热也。

尺洪

泽泻散

泽泻　赤茯苓各半两　山栀仁　桑白皮各一两

上㕮咀，水煎一两服，得小便利为度。不除者，肾气下痛，可用大柴胡汤，加大黄下之。

八里脉方

微脉

香芎汤血不止者

香附一两　当归　白芍药各二两　川芎五钱

上㕮咀，水煎一两，食前服。

当归芍药汤

当归　白芍药　熟地黄各二两　干姜

上㕮咀，水煎一两，食前服。

寸微

补肺散又治劳嗽

阿胶一两五钱　甘草三钱　鼠粘子二钱五分　马兜铃炒，五钱　杏仁去皮尖，七个

上为粗末，水煎半两，食后温服，加糯米煎炒。

关微

匀气散

丁香　檀香　木香　白豆蔻各二两　藿香　甘草各八两

砂仁四两

上为末，每服一钱，入盐少许，用沸汤点服，不计时候。

尺微

二气丹

硫磺细研　肉桂去皮，各一分　干姜炮　朱①砂为衣，各二钱　附子一个大者，炮，去皮脐为末，半两

上并研极细，用麦糊为丸，如梧桐子大，每服三十丸，煎艾盐汤，稍温，空心下。

沉脉

加减八物汤

当归　白术　人参　干姜各一两　附子炮，去皮脐　白芍药　桂各五钱　丁香三钱

上哎咀，水煎一两，不拘时候。

寸沉

半夏丸

半夏一两，汤洗焙　雄黄三钱　白矾一钱，烧过

上为末，生姜汁糊丸如桐子大，每服三十丸至五十丸，生姜汤食后送下。

关沉

加味橘皮半夏汤

---

① 朱：原作"砵"，据文意及曹炳章本改。

陈皮_{去白，三两}　半夏_制　枳壳_{炒，各一两}　白术　茯苓桂各五钱

上㕮咀，每服一两，生姜七片，水煎食前服。

尺沉

黄芪丸

杜蒺藜_{炒，去刺}　川椒　茴香_炒　川乌_{炮，去皮脐}　赤小豆　地龙_{去土，炒}　防风各一两　乌药二两

上为细末，以酒煮麦糊为丸，如梧桐子大。每服十五丸，空心及晚食前温酒盐汤任下，妇人醋汤空心下。

缓脉

枳术汤

白术_{一两}　枳实_{麸炒}　甘草各五钱

上㕮咀半两，入生姜七片，水煎食后温服。

寸缓

加味羌活汤

羌活　升麻　黄芩　葛根　石膏各一两　防风　麻黄_{去节，汤浸焙干}　藁本　蔓荆子　细辛各五钱

上㕮咀，每服一两，生姜七片，水煎温服无时。

关缓

七气汤

半夏_{制，一两}　人参　官桂　甘草_{炙，各五钱}

上㕮咀，每服一两，生姜七片，煎服无时，不已

再服。

温白丸主腹痛难伸者

川乌炮，去皮脐，二两五钱　柴胡去芦　桔梗　吴茱萸汤洗七次，炒　菖蒲　紫菀去苗叶及土　黄连去须　干姜炮　肉桂去粗皮　茯苓去皮　蜀椒去目及闭口，炒用　人参去芦　厚朴姜汁制　巴豆去皮心膜及油研　皂荚去皮及子，各五钱

上为细末，入巴豆匀，炼蜜为丸，如梧桐子大。每服三丸，食后或临卧生姜汤下，渐加至五七丸。

尺缓

桂枝汤加干姜

桂枝一两　白芍药　干姜各五钱　甘草炙，四两

上咬咀，加姜枣，水煎服。

涩脉

滋阴大补丸

牛膝酒浸　山药各一两半　杜仲酒和姜汁炒，去丝　巴戟去心　山茱萸红者去核　肉苁蓉酒浸焙干　五味子酒洗　白茯苓去皮　茴香炒　远志甘草同煮去心，各一两　石菖蒲　枸杞子各五钱　熟地黄二两

上为末，煮红枣取肉，和炼蜜为丸如梧桐子，每服八十丸，淡盐汤或温酒空心任下。

寸涩

加味桔梗汤

桔梗一两　半夏五钱　陈皮三两　厚朴一两　枳实麸炒，五钱

上咬咀，每服半两，白水生姜，食后煎服。

关涩

温经汤

阿胶炒　当归　川芎　人参　肉桂　甘草　芍药　牡丹皮各三两　半夏二两半　麦门冬五两半　吴茱萸三两

上咬咀，每服半两，水一盏半，生姜七片，煎八分，空心或食前热服。

尺涩

五补丸

地骨皮　白茯苓去皮　牛膝去苗，酒浸一宿　熟地黄　人参各三两

上为末，炼蜜丸如梧桐子大，每服三十丸，空心食前温酒下。

荜澄茄散

荜澄茄　阿黎勒皮　细辛各一两　人参去芦　草豆蔻去皮　荆三棱煨　木香　半夏制　五味子　高良姜　青皮去白　甘草炙，各五钱　白术　大腹皮各三钱

上咬咀，每服三钱，水一盏，生姜半分，枣一枚，煎至六分，去滓，稍热，不拘时服。

迟脉

导赤散治小肠实热

生地黄　木通　甘草等分

上入竹叶煎。

六味地黄丸

山药　山茱萸各四钱　泽泻　牡丹皮　白茯苓各三钱
熟地黄八钱

上为末，炼蜜丸如梧桐子大，每服五十丸，清汤空心下。

寸迟

术附汤

白术　附子炮，去皮脐　干姜炮　桂各一两

上㕮咀，如法煎一两，食前服。

关迟

桂枝加附子汤

桂枝　附子炮，各一两　甘草二钱五分

上㕮咀，如法煎服。

尺迟

附子理中丸

附子炮，去皮脐　人参　干姜炮　白术　甘草炙，各三两

上为细末，炼蜜为丸，每两作十九丸。每服一丸，用水一盏，化开，煎至七分，空心服。

伏脉

升麻汤秋冬用

升麻一两　鸡苏四两　地骨皮八两　蜂房　甘松俱去土

细辛　防风　甘草各二两

上㕮咀，每服三钱，水一盏，煎至七分，去滓，热服。春夏以麻黄汤。

寸伏

沉香丸

沉香　木香各一钱半　枳壳麸炒　萝卜子炒，各二钱

上作一服，水二盏，生姜三片，煎至一盏，不拘时服。

关伏

三膈宽中散

白豆蔻一两　砂仁　青皮　陈皮去白　丁香各二两　木香　甘草各一两半　香附制　厚朴制，各八两

上为细末，每服三钱，白汤点服无时。

尺伏

四白汤

白术二两　白茯苓　白芍药　黄芪各五钱

上为粗末，每服半两，入姜枣煎服。

濡脉　其症已危，故不立方。

寸濡

桂枝汤方见寸浮

关濡

加味四君子汤

人参五钱　白术　茯苓各一两　甘草三钱　茯神八钱

上㕮咀，每服四五钱，水煎服。

尺濡　乃骨痿不能起于床，五损至骨，故不治。

弱脉　老弱之人得此，其病自痊，少壮得此，乃危症也，故不立方。

寸弱

四逆汤

甘草一两　干姜七钱　附子半生，去皮脐，六钱　黄连五钱

上㕮咀，每服三钱，水一盏半，煎至一盏，去滓，不拘时温服。

关弱

平胃散

苍术八钱　陈皮　厚朴制，各五两　甘草炒，三两

上为细末，每服三四钱，姜枣煎汤，或盐汤调服。

尺弱　阴气已绝，无法可治，故不立方。

九道脉方

长脉

地骨皮散

地骨皮　茯苓各半两　柴胡　黄芩　生地黄　知母各一两　石膏二两

上㕮咀，入生姜煎，如自汗已多，加知母。此法在五脏之标，是皮毛血脉肌肉筋骨之病，故徐徐发者，汗之缓也。

短脉

温白丸方见缓脉

虚脉

加减小柴胡汤

柴胡去苗　黄芩各一两　地骨皮　人参　知母　半夏制　茯苓各半两　甘草炙，三钱　白芍药八钱

上㕮咀，每服一两，姜水煎服。

促脉　渐加则死渐退则生，故不立方。

结脉　宜泻三焦之火，禁暴用寒药急攻。

代脉

人参黄芪汤主暴损

人参　茯苓　熟地黄　甘草炙　地骨皮各五钱　黄芪　桔梗　白芍药　天门冬　半夏制　当归各一两　陈皮去白，三两

上㕮咀，入生姜十片，水煎一两，去滓，食前服，滋养血气，调和荣卫，和顺三焦，通行血脉。若伤寒代者，炙甘草汤。

牢脉　此系危症，故不立方。

动脉

八物汤

当归　白芍药　熟地黄　白术各一两　人参　干姜炮　茯苓　桂各半两

上㕮咀，每服一两，生姜七片，水煎，食前服。

细脉

茴香丸

威灵仙去土　川乌炮，去及脐　陈皮去白　防风去苗　川楝子麸炒　萆薢各三两　乌药五两　川椒去目及闭口者，炒，二两　赤小豆　茴香炒，各八两　地龙去土，炒，七两

上为细末，以酒煮麦糊为丸，如梧桐子大。每服二十丸，空心及晚食前，温酒盐汤任下。

校注后记

一、成书背景及意义

中医脉象自产生以来即是各医家阐述的重点,《脉经》（晋·王叔和编撰）作为脉学经典,深受推崇,但其文深奥,研读困难,故而至宋代,出现了较为通俗易懂的脉学读物《王叔和脉诀》。该书采用歌诀形式论述脉法,文字浅显易懂,便于习诵记忆,北宋以后便在民间广为流传,不少医家为之作注,并由此产生一批相关的脉学著作,如北宋·刘元宾的《通真子补注王叔和脉诀》、南宋·李駉的《脉诀集解》、金·张元素的《洁古老人注王叔和脉诀》等。

一些医家认为《王叔和脉诀》为伪书,系六朝人高阳生所撰,托名叔和。元·戴同父更撰《脉诀刊误》加以辨正。但是,《王叔和脉诀》对脉诊的研究还是产生了一定的影响,类似体例编撰的脉学著作开始增多。其中影响较大的如南宋·崔嘉言的《崔氏脉诀》、明·李言闻的《四言举要》,使脉学向通俗化、简约化方向发展。《图注脉学辨真》为张世贤图注《王叔和脉诀》,由于其内容通俗易懂,又有图示加以形象化,有助于初学者理解,故而流传甚广。至清康熙三十二年（1693）,名医沈镜又将《图注脉学辨真》进行删减,并增加了李时珍濒湖二十七脉歌、奇经八脉歌以及沈镜所补之脉歌，名为《删注脉诀规正》。

后世对《图注脉诀》一般有两种看法，一种看法认为：《脉诀》是一部伪书，张氏误为王叔和所撰，选取此书加以图注，"根柢先谬，其他可不必问矣"（《四库全书提要》）；另一种看法认为：《脉诀》虽系伪书，但"阅其意旨，本于《素》《难》、叔和《脉经》，撰为俚言，俾便初学诵读，由浅入深，深得入门之径……承启后学，似不可遽认为伪托而弃之"（曹炳章《中国医学大成总目提要》）。张氏注解的《王叔和脉诀》文字较为简单，又配有图示，可较为直观地认识脉象，为脉学入门提供了重要的参考，为脉学的直观化、标准化开创了先河，并广为流传至欧洲等国，为中医脉学走向世界提供了便利。

二、版本调查

从徐昂所著《图注脉诀序》可知，《图注脉诀辨真》成书晚于《图注八十一难经》，吕公（吕邦佑）"并取其《图注脉诀》梓而行之，复索予言"，故首次刊行为吕邦佑版，但是单行本还是合刊本不得而知。后冯翥将两本合刊，并撰《难经脉诀合序》："迨四明张静斋又取二书而图注之，是为《图注难经脉诀》。"由此推断冯翥重刊时的底本即为《图注八十一难经》和《图注脉诀辨真》的合刊本。

1. 明代版本

《全国中医图书联合目录》记载《图注脉诀辨真》单

行本的版本有 23 种，其中明代版本有 4 种：明正德五年庚午（1510）刻本，存于吉林省图书馆、长春中医药大学图书馆、浙江省中医药研究院；明嘉靖刻本藏于中国中医科学院；明吴门沈氏碧梧亭刻本藏于国家图书馆、南京图书馆；明刻本藏于国家图书馆、陕西中医学院图书馆、黑龙江中医药大学图书馆、上海中医药大学图书馆、安徽省图书馆、湖北中医药大学图书馆，其余 19 种均为清代版本。

通过实地调查发现，《全国中医图书联合目录》中记载馆藏明正德庚午版的吉林省图书馆、长春中医药大学图书馆和浙江省中医药研究院现存多种版本的《图注脉诀辨真》，均无扉页，序言仅存《难经脉诀合序》，有 4 个版本缺"诸穴法图"，无法判断具体刊刻年代，疑为合订本翻刻。中国中医科学院所藏明嘉靖刻本，即冯翯刻本，经查阅实物发现实为《图注难经脉诀》合刊本，扉页完整，无跋，印有"图注难经脉诀""嘉靖乙未季秋月朔日冯翯梓"字样，序为徐昂所著的《图注脉诀序》和冯翯所著的《难经脉诀合序》，各章节完整，半叶 9 行，行 20 字，小字双行字同，白口，左右双边，单黑鱼尾间单白鱼尾，半框 21.6 厘米 × 13.2 厘米，佚名圈点。在《全国中医图书联合目录》中记载，馆藏明吴门沈氏碧梧亭刻本的南京图书馆仅发现两种手抄本的《删注脉诀规正》。据《全国中医图书联合目录》中记载，馆藏明刻本的国家图书馆、南京中医药大学图书馆、陕西中医学院图书馆、黑龙江中医药大学图书馆、上海中医药大学图书馆、安徽省图书馆、湖北中医药大学图书馆中亦发现多种版本的《图注脉诀辨真》，其序言、内容、各章节顺序与冯翯本基本一致，版式不同，均未注明刊刻时间。

整理考察各馆藏《图注脉诀辨真》明代版本的结果显示，《图注脉诀辨真》首刊版已轶失，现存最早版本为嘉靖十四年乙未（1535）冯翯合刊本。

受嘉靖冯翯本提示，查阅《全国中医图书联合目录》中关于《图注八十一难经》和《图注难经脉诀》的信息：二书最早版本分别为明正德五年庚午（1510）刻本（存于上海图书馆）和明万历三十四年丙午（1606）陈耀吾存德堂刻本（存于上海中医药大学图书馆）。实地考察发现：《图注八十一难经》明正德庚午刻本实为《图注难经脉诀》合刊，共8卷，前4卷为《图注八十一难经》，后4卷为《图注脉诀辨真》，封面完整无扉页，无跋，有"图注难经脉诀""吕邦佑梓"字样，序言均为徐昂所著，无冯翯序，半叶9行，行20字，小字双行字同，白口，左右双边，单黑鱼尾间单白鱼尾，半框23.5厘米×14.5厘米，内容字体结构排版等均与冯翯版同。存德堂合刊本扉页完整，上有"万历丙午孟冬月望日存德堂重梓"字样，共8卷；前4卷为《图注八十一难经》，徐昂序；后4卷为《图注脉诀辨真》，有冯翯序，徐昂序失，内容、结构等与明正德版同，字体、版式不同。另在国家图书馆查阅到明吴门沈氏碧梧亭版《图注八十一难经》，亦为 8 卷，虽未见到实物，但据国家图书馆提供的信息和其中几页照片，可知此书亦为《图注八十一难经》与《图注脉诀辨真》合刊本，刊于明嘉靖三十三年，版式与冯耆版不同，佚名圈点、批注。

综上，《图注脉诀辨真》在明代并无单行本，首发即与《图注八十一难经》合刊，现存最早版本为藏于上海图书馆的明正德庚午版。

2. 清代版本

清代出现大量《图注脉诀辨真》单行本与合订本，其中单行本多为翻刻《图注难经脉诀》中《脉诀》部分，序言内容多有缺失，如清康熙癸酉爱月堂刻本、清乾隆庚子柳碧梧斋刻本、清三元堂刻本、清宏道堂刻本、清善成堂刻本等，缺徐昂序；而清光绪丙申三义堂刻本、清古吴仁济堂刻本、清书业德记刻本等，缺少诸穴法图。至清康熙三十二年沈镜的《删注脉诀规正》出版后，不单有大量的《图注脉诀辨真》与《删注脉诀规正》混淆的版本，亦有很多将《图注八十一难经》与《删注脉诀规正》合刊的，亦名《图注难经脉诀》。如清光绪二十二年著易堂石印本附濒湖脉学奇经八脉考，实为《删注脉诀规正》；而清嘉庆裕文唐刻本、清同治天宫堂刻本等均为《图注难经》与《删注脉诀规正》的合刊本。

本书的众多版本为点校工作提供了便利，但是由于《图注脉诀辨真》《图注难经》《图注难经脉诀》以及《删注脉诀规正》的混杂为底本的选择增加了不少困难。中国中医科学院中国医史文献研究所馆藏的明嘉靖乙未年冯翯刻本为较早期的版本，且字迹清晰、端正，故选之为底本。主校本选用藏于南京中医药大学图书馆的明刻本，此版本虽无扉页，但是两序齐全，字迹清晰、端正，且方便查阅。参校本选用《医学大成》曹炳章校本及广为流传的清善成堂本和清扫叶山房本。

总 书 目

I

本　草